主编 郝义彬 刘

U0502996

实用
高血压
诊疗手册

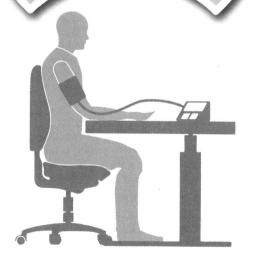

郑州大学出版社

图书在版编目(CIP)数据

实用高血压诊疗手册 / 郝义彬等主编. -- 郑州 : 郑州大学出版社, 2025. 03. -- ISBN 978-7-5773-0714-5

Ⅰ. R544.1

中国国家版本馆 CIP 数据核字第 2024HZ0531 号

实用高血压诊疗手册

SHIYONG GAOXUEYA ZHENLIAO SHOUCE

策划编辑	李同奎	封面设计	苏永生
责任编辑	李同奎	版式设计	苏永生
责任校对	张 楠	责任监制	朱亚君

出版发行	郑州大学出版社(http://www.zzup.cn)
地 址	河南省郑州市高新技术开发区长椿路 11 号
	(450001)
出版人	卢纪富
发行电话	0371-66966070
经 销	全国新华书店
印 刷	新乡市豫北印务有限公司
开 本	889 mm×1 194 mm 1 / 48
印 张	3.25
字 数	78 千字
版 次	2025 年 03 月第 1 版
印 次	2025 年 03 月第 1 次印刷

| 书 号 | ISBN 978-7-5773-0714-5 | 定 价 39.00 元 |

本书如有印装质量问题,请与本社联系调换。

编者名单

主　编　郝义彬　刘　敏　李　玲　谢桥涛

编　委　(按姓氏笔画排序)

卫建辉　三门峡市中心医院
王珊珊　河南省人民医院
王要鑫　开封市中心医院
王恒亮　濮阳市油田总医院
王嘉慧　漯河市中心医院
厉　菁　郑州市第七人民医院
孔德慧　河南省人民医院
田丹丹　河南省人民医院
吕风华　新乡医学院第一附属医院
刘　玉　河南科技大学第一附属院
刘　敏　河南省人民医院
刘华玲　周口市中心医院
刘净文　鹤壁市人民医院
刘洁云　开封市中心医院
孙小淋　河南省人民医院
李　帅　商丘市第一人民医院
李　玲　河南省人民医院
李志娟　河南科技大学第一附属院
李胜利　商丘市第一人民医院

— 1 —

杨　帆	郑州大学第一附属医院
杨秀慧	漯河市中心医院
吴　莉	漯河市中心医院
何瑞利	河南大学淮河医院
余淑华	郑州市中心医院
张　鹏	郑州市第二人民医院
张丽华	郑州大学第二附属医院
张金盈	郑州大学第一附属医院
张铁须	平顶山市第一人民医院
张清慧	河南省人民医院
陈玉善	河南中医药大学第一附属医院
陈昭喆	信阳市中心医院
赵小建	河南省人民医院
袁帅芳	漯河市中心医院
夏梦丽	漯河市中心医院
党彦平	鹤壁市人民医院
康　锴	河南省疾病预防控制中心
董文咏	河南省人民医院
董艳丽	郑州市第二人民医院
谢桥涛	漯河市中心医院
赫连曼	河南省人民医院
翟哲民	三门峡市中心医院
熊海燕	郑州大学第二附属医院
樊彩妮	河南省人民医院

前　言

　　高血压的患病率在全球范围内呈上升趋势。高血压是心脑血管疾病的首要危险因素,可导致脑卒中、心肌梗死、心力衰竭、慢性肾脏病及周围性血管疾病等严重并发症的发生,有较高的致残率和致死率。2018 年中国慢性病及危险因素监测显示,我国 ≥18 岁居民高血压患病率为 27.5%,知晓率为41.0%,治疗率为 34.9%,控制率为 11.0%。河南省作为人口大省,高血压患者超过2 000 万,高血压的防治工作任重而道远。

　　河南省人民医院高血压科在 2002 年创立,为全省第一个高血压专科,也是全国最早的高血压专科、省重点专科,被授予中国高血压中心,国家标准化高血压中心卓越中心,河南省高血压达标中心省级联盟等荣誉。经过 20 多年的发展历程,河南省人民医院高血压科已成为集临床、教学、科研为一体的综合科室,是河南省高血压"诊疗中心、研究中心、培训中心、防治中心",建立了河南省高血压研究医学重点实验室、河南省肾上腺源性高血压精准诊疗工程技术研究中心等。目前承担国家级、省市级科研项目数十项,发表学术论文数百篇,出版专业著作10余部,多次参与中国高血压相关指南和共识的撰写与制定。

为提高河南省高血压防治水平,践行"健康中国2030"行动,提高基层高血压医治团队诊治技术,2012年在河南省卫生健康委员会各级领导的支持下,依托河南省人民医院高血压科建立了河南省高血压防治中心。该中心现已覆盖全省,建立市级高血压防治中心18家,县级高血压防治中心101家,县级高血压防治中心建设单位5家。2016年3月建立"河南省人民医院高血压教育学院",开展"基层高血压规范化培训推广项目",对全省各级医疗机构从事高血压相关工作的医师进行培训,旨在提升基层高血压规范化诊疗水平,目前已培训基层医师数万人次。

河南省高血压防治工作技术水平的提升,离不开各级卫健委领导的重视与支持,离不开全省各级高血压医疗团队的合作,离不开高血压患者自我健康认知水平的提升,让我们携起手来,为健康中原行动而共同努力!

高血压专业医生是有爱的人,让我们的爱温暖更多的家庭!

河南省人民医院高血压科主任
河南省高血压防治中心主任
刘　敏
2024 年 12 月

目　录

绪　论 | 高血压流行概况及河南特点

　　高血压是以体循环动脉压升高为主要临床表现的心血管综合征。2019 年全球疾病负担研究结果显示,收缩压(SBP)升高在全球导致死亡人数达到 1 080 万,在所有 87 种危险因素中位列第一。中国约 260 万死亡可归因于 SBP 升高,占死亡总人数的 24.4%。2016 年,习近平总书记在全国卫生与健康大会上强调:"对慢性病,要以癌症、高血压、糖尿病等为突破口,加强综合防控,强化早期筛查和早期发现,推进早诊早治工作,推进疾病治疗向健康管理转变。"《健康中国行动(2019—2030 年)》也明确提出,应重视对高血压等心血管病危险因素的干预,预防和避免心血管疾病的发生和复发。高血压导致的脑卒中、冠心病、心力衰竭、肾脏疾病增加了心脑血管事件的发病率和死亡率及医疗费用,已成为我国家庭和社会的沉重负担。

　　中国疾病预防控制中心慢性非传染性疾病预防控制中心已于 2004—2018 年开展

了 6 次中国成人慢性病及其危险因素监测,河南省共 14 个监测点参与监测工作,高血压是其中的一项重要监测指标。历年的调查和监测结果显示,河南省的高血压患病率呈上升的趋势,高血压知晓率、治疗率和控制率略有升高,但血压控制效果并不明显。2018 年河南省居民高血压患病率为 27.3%,男性(29.5%)高于女性(27.9%),城市(28.4%)略高于农村(27.1%);知晓率为 43.5%,与 2013 年(43.1%)相比,基本持平,农村略有增长,城市略有下降;治疗率为 38.9%,与 2013 年相比,提高 3.5 个百分点,但男性的治疗率一直低于女性治疗率,农村地区低于城市地区;控制率更低 (12.8%),仅升高 2.5 个百分点,即使采取药物治疗的高血压患者,其控制率也仅为 32.9%;35 岁及以上明确诊断的高血压患者社区健康管理率为 44.5%,女性(48.8%)高于男性(40.0%),城市(46.4%)高于农村 (43.9%)。与 2013 年相比,高血压患者社区健康管理率提高了 18.7 个百分点,但是控制效果并不明显。

近年来,政府着力推广全民健康生活方式行动、慢性病综合防控示范区创建等慢性病防控相关行动和措施,建设健康社区、健康单位、健康学校、健康餐厅、健康步道、健康主题公园等支持性环境,开发健康适宜技术与工具,如控油壶、限盐勺、体重指数尺等,并在各地实施过程中因地制宜探索行动新模式,包括健康厨房、吃动平衡、维持健康体重等专项活动,在一定程度上促进了居民健康生活方式的逐步形成。但高血压的防控,有赖于政府和社会多措并举,从健康知识普及、危险因素干预、主动测量意识提升、首诊血压测量制度落实,以及患者规范化管理等方面,多部门联合并举,以推动健康中国行动的实施。

（郝义彬　康　锴　田丹丹）

第一章 | 高血压诊断

第一节　正确测量血压

血压的正确测量在高血压的诊断和治疗过程中尤为重要,不同的因素,如环境、体位、设备、袖带、测量方法等均会影响血压的测量结果。

一、测量方式

目前,临床上常用的测量血压的方式有诊室血压测量、家庭血压监测和动态血压监测。近期指南推荐三种方式均可用于高血压诊断及管理,见表1-1。

表1-1　三种血压测量方式的使用

适用情况	诊室血压测量	家庭血压监测	动态血压监测
用于高血压诊断	+	+	+
用于高血压管理	+ -	+	+
评估降压疗效	+ -	+	+

适用情况	诊室血压测量	家庭血压监测	动态血压监测
评估药物持续时间	+ -	+	+
评估清晨血压	+ -	+	+
评估夜间血压	-		+
白大衣现象	+		+
隐蔽性高血压	-	+	+

二、测量仪器

经国际标准检验合格的上臂袖带式电子血压计,并定期校准。适合患者上臂的袖带,袖带气囊至少覆盖 80% 上臂周径,常规袖带长 22 ~ 26 cm,宽 12 cm;上臂臂围大者(>32 cm)应换用合适袖带。

三、测量要求

1. 安静放松 ①房间安静、温度舒适;②测量前 30 min 避免吸烟、摄入咖啡因、运动;③排空膀胱;④安静休息 3 ~ 5 min;⑤测量时取端坐位,背部有支撑,双脚平放于地面,放松且身体保持不动;⑥测量过程中避免交谈。

2. 位置规范 手臂裸露并静置于桌面,上臂中点与心脏处于同一水平线上,袖带下缘应在肘窝上 2.5 cm(约两横指)处,松紧合适,可插入 1～2 指为宜。测量血压标准姿态如图 1-1。

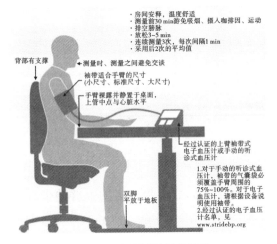

- 房间安静,温度舒适
- 测量前30 min游免吸烟、摄入咖啡因、运动
- 排空膀胱
- 放松3～5 min
- 连续测量3次,每次间隔1 min
- 采用后2次的平均值

背部有支撑 → ← 测量时、测量之间避免交谈

袖带适合手臂的尺寸
(小尺寸、标准尺寸、大尺寸)

手臂裸露并静置于桌面,
上臂中点与心脏水平

经过认证的上臂袖带式电子血压计或手动的听诊式血压计

1.对于手动的听诊式血压计,袖带的气囊袋必须覆盖手臂周围的75%～100%。对于电子血压计,请根据设备说明使用袖带。
2.经过认证的电子血压计名单,见www.stridebp.org

双脚平放于地板

图 1-1　血压测量标准姿势

四、诊断标准

以诊室血压测量结果为主要诊断依据:首诊发现收缩压≥140 mmHg 和(或)舒张压≥90 mmHg,建议在 4 周内复查 2 次;非同日 3 次测量均达到上述诊断临界值,即可确诊,详见表 1-2。

表 1-2　诊室血压、动态血压监测和家庭自测血压的高血压诊断标准

测量方法	测量要求	诊断标准	
		收缩压/舒张压/mmHg	
诊室血压	非同日 3 次规范化测量诊室血压,3 次测量的全部血压值	≥140 和(或)≥90	
家庭血压	连续 5~7 d 规范化测量家庭血压,所有测量血压读数的平均值	≥135 和(或)≥85	
动态血压	24 h 平均值	≥130 和(或)≥80	
	白天(或清醒状态)的平均值	≥135 和(或)≥85	
	夜晚(或睡眠状态)的平均值	≥120 和(或)≥70	

注:当收缩压(SBP)和舒张压(DBP)分属不用级别时,以较高的分级为准。

五、注意事项

1. 首诊时需测量双上臂血压,以后通常测量读数较高的一侧,若双侧血压测量值差异超过 20 mmHg,应除外锁骨下动脉狭窄的可能。

2. 诊断不确定或怀疑"白大衣高血压"或"隐蔽性高血压"时,推荐患者进行动态血压监测或家庭自测血压辅助诊断。动态血压监测和家庭自测血压诊断高血压的标准

见表 1-2。

3. 家庭自测血压应使用经认证的上臂式电子血压计,且规范测量。

4. 特殊定义:白大衣高血压、隐蔽性高血压、清晨高血压和夜间高血压。如果患者反复出现诊室血压升高,而诊室外动态血压监测或家庭自测血压正常,则称为白大衣高血压;相反,如果患者诊室血压正常,而诊室外动态血压监测或家庭自测血压升高,则称为隐蔽性高血压。清晨高血压指清晨时段的家庭血压和(或)动态血压平均值≥135/85 mmHg;夜间高血压指夜间睡眠状态动态血压≥120/70 mmHg。与西方人群相比,隐蔽性高血压、清晨高血压和夜间高血压在亚洲人群更为常见。夜间高血压常见于有糖尿病、慢性肾脏病、睡眠呼吸暂停和心力衰竭等合并症者。

(熊海燕　张丽华　王嘉慧)

第二节　诊断性评估

诊断性评估的内容包括以下三方面:①确立高血压诊断,确定血压水平分级;②判断高血压的原因,鉴别原发性或继发性高血压;③寻找其他心脑血管危险因素、靶器官损害及相关临床情况,从而做出高血压病因的鉴别诊断和评估患者的心脑血管疾病风险程度,指导诊断与治疗。

一、高血压定义

在未使用降压药物的情况下,非同日 3 次测量诊室血压,SBP≥140 mmHg 和(或)DBP≥90 mmHg。SBP≥140 mmHg 和 DBP<90 mmHg 为单纯收缩期高血压。患者既往有高血压史,目前正在使用降压药物,血压虽然低于 140/90 mmHg,仍应诊断为高血压。根据血压升高水平,又进一步将高血压分为 1 级、2 级和 3 级,详见表 1-3。

表 1-3 血压水平分类和定义

类别	收缩压/mmHg		舒张压/mmHg
正常血压	<120	和	<80
正常高值	120～139	和(或)	80～89
高血压			
1 级(轻度)	140～159	和(或)	90～99
2 级(中度)	160～179	和(或)	100～109
3 级(重度)	≥180	和(或)	≥110
单纯收缩期高血压	≥140	和	<90

当收缩压和舒张压分属于不同分级时,以较高的级别作为标准(以上分级依据诊室血压)。以上标准适用于任何年龄的成年男性和女性。

二、高血压的原因

高血压分原发性高血压(亦称为高血压病)和继发性高血压。原发性高血压是指无确切导致血压升高的病因,单纯的血压升高。继发性高血压也称为症状性高血压,是由某些疾病在发生发展过程中产生的症状之一,除高血压造成的心血管危害以外,还有独立于高血压之外的心血管损害,当原发病治愈后血压也会随之下降或恢复正常。

临床上常见的继发性高血压有:阻塞性睡眠呼吸暂停综合征、原发性醛固酮增多症、肾实质性高血压、肾血管性高血压及其他血管病引起的高血压、主动脉缩窄、嗜铬细胞瘤和副神经节瘤、其他内分泌性高血压、药物相关的高血压、单基因遗传性高血压和其他少见继发性高血压等。

新诊断高血压患者应该进行常见的继发性高血压筛查。难治性高血压应该考虑到继发性高血压的可能性。必要时建议到高血压专科或相应的内分泌、肾病等专科就诊。

三、高血压患者心血管风险分层

高血压患者按心血管风险水平分为低危、中危、高危和很高危 4 个层次,详见表 1-4 及表 1-5。

表1-4 影响高血压患者心血管预后的重要因素

心血管危险因素	靶器官损害	伴发临床疾病
·高血压(1~3级) ·男性>55岁;女性>65岁 ·吸烟或被动吸烟 ·糖耐量受损(2 h血糖7.8~11.1 mmol/L)和(或)空腹血糖异常(6.1~7.0 mmol/L) ·血脂异常 TC≥5.2 mmol/L或LDL-C≥3.4 mmol/L或HDL-C<1.0 mmol/L ·早发心血管病家族史 (一级亲属发病年龄<50岁) ·腹型肥胖(腰围:男性≥90 cm,女性≥85 cm)或肥胖(BMI≥28 kg/m²) ·高同型半胱氨酸血症(≥15 μmol/L)	·左心室肥厚 心电图:Sokolow-Lyon电压>3.8 mV或Cornell乘积>244 mV·ms 超声心动图LVMI:男≥115 g/m²,女≥95 g/m² ·颈动脉超声 IMT≥0.9 mm或动脉粥样斑块 ·颈-股动脉脉搏波速度≥12 m/s(选择使用) ·踝/臂血压指数<0.9(选择使用) ·估算的肾小球滤过率降低 [eGFR 30~59 mL/(min·1.73 m²)] 或血清肌酐轻度升高:男性115~133 μmol/L(1.3~1.5 mg/dL),女性107~124 μmol/L(1.2~1.4 mg/dL) ·微量白蛋白尿:30~300 mg/24 h或白蛋白/肌酐比:≥30 mg/g(3.5 mg/mmol)	·脑血管病:脑出血、缺血性脑卒中、短暂性脑缺血发作 ·心脏疾病:心肌梗死、心绞痛、冠状动脉血运重建、慢性心力衰竭、心房颤动 ·肾脏疾病:糖尿病、肾病肾功能受损包括eGFR<30 mL/(min·1.73 m²) 血肌酐升高:男性≥133 μmol/L(1.5 mg/dL) 女性≥124 μmol/L(1.4 mg/dL) 蛋白尿(≥300 mg/24 h) ·外周血管疾病 ·视网膜病变:出血或渗出,视乳头水肿 ·糖尿病 新诊断: 空腹血糖:≥7.0 mmol/L(126 mg/dL) 餐后血糖:≥11.1 mmol/L(200 mg/dL) 已治疗但未控制:糖化血红蛋白:(HbA1c)≥6.5%

表 1-5 血压升高患者心血管风险水平分层

其他心血管危险因素和疾病史	血压/mmHg			
	SBP 130 ~ 139 和(或) DBP 85 ~ 89	SBP 140 ~ 159 和(或) DBP 90 ~ 99	SBP 160 ~ 179 和(或) DBP 100 ~ 109	SBP≥180 和(或) DBP≥110
无		低危	中危	高危
1~2 个其他危险因素	低危	中危	中/高危	很高危
≥3 个其他危险因素,靶器官损害,或 CKD3 期,无并发症的糖尿病	中/高危	高危	高危	很高危
临床并发症,或 CKD≥4 期,有并发症的糖尿病	高/很高危	很高危	很高危	很高危

四、高血压诊断、评估及治疗流程

基于血压水平和心血管风险启动降压治疗的时机,启动降压药物治疗的时机取决于包括血压水平在内的总体心血管风险(详见图 1-2)。

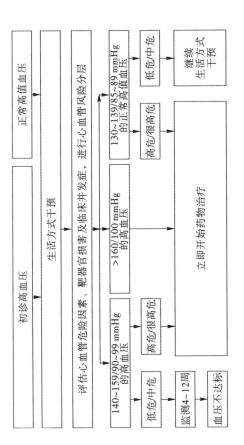

图 1-2　基于血压水平和心血管风险启动降压药物治疗的时机

（翟哲民　谢桥涛　吴　莉）

第二章 | 高血压治疗

第一节 治疗性生活方式干预

高血压的非药物治疗主要指改变生活方式的形式的调理血压。非药物治疗应该连续贯穿高血压治疗全过程,必要时联合药物治疗。

一、减少钠盐摄入,增加钾摄入

高血压患者均应限制钠盐摄入量,钠的摄入量应减少至每天<2 400 mg(5 g 氯化钠)。增加膳食中钾摄入量可降低血压,但不建议服用钾补充剂(包括药物)来降低血压。在应用低钠富钾盐前,需评估肾功能。肾功能良好者推荐选择低钠富钾替代盐;肾功能不全者,补钾前应咨询医生。

二、合理膳食

推荐高血压患者采用 DASH 饮食、CHH 饮食(中国心脏健康饮食)等以降低血压。DASH

饮食富含新鲜蔬菜、水果及低钠低脂(或脱脂)乳制品、禽肉、鱼、大豆和坚果,少糖、含糖饮料和红肉,其饱和脂肪和胆固醇水平低,富含钾镁钙、优质蛋白质和纤维素。CHH饮食是由营养学专家、心血管病防治专家和烹饪大师共同开发的,考虑到了中国人的饮食习惯和偏好,包括鲁菜、淮扬菜、粤菜、川菜等在内的多种菜式选择,以保证饮食的多样性和可接受性。

三、控制体重

正常高值血压及所有高血压患者均应积极控制体重,推荐将体重维持在健康范围内(BMI:18.5～23.9 kg/m²,男性腰围<90 cm,女性<85 cm)。建议所有超重和肥胖患者减重。控制体重,包括控制能量摄入、增加体力活动和行为干预。对于综合生活方式干预减重效果不理想者,推荐使用药物治疗或手术治疗。对特殊人群,如哺乳期妇女和老年人,应视具体情况采用个体化减重措施。减重应长期坚持,速度因人而异。建议将目标定为一年内体重减少初始体重的5%～10%。

四、戒烟

建议并督促高血压吸烟者戒烟,必要时应用戒烟药物对抗戒断反应。尽量避免使用电子烟替代疗法。戒烟时可辅以体育锻炼,联合戒烟干预。

五、限制饮酒

建议高血压患者不饮酒;若饮酒,成年人每日酒精摄入量不超过 15 g。对高血压患者酒精使用情况作出评估,根据结果制定个性化干预方案。

六、增加运动

运动可以改善血压水平。患者可采取有氧运动、抗阻运动、冥想与呼吸训练、柔韧性训练与拉伸训练等运动干预措施。运动强度须个体化制定,常用运动时最大心率来评估运动强度,中等强度运动为能达到最大心率[最大心率(次/min) = 220 − 年龄]的 60% ~ 70% 的运动。对于血压控制良好的高血压患者,推荐以有氧运动为主(中等强度,每天 30 min,每周 5 ~ 7 d),以抗阻运动为辅(每周 2 ~ 3 次)的混合训练,也建议同时结合呼吸训练及柔韧性和拉伸训练。高危患者运动前需进行评估。对于血压未控制者(SBP > 160 mmHg),在血压得到控制前,不推荐进行高强度运动。

七、保持心理平衡

精神紧张、心理压力大、焦虑、抑郁均可

导致血压升高。对高血压患者进行压力管理，指导患者进行个体化认知行为干预，必要情况下可采取心理治疗联合药物治疗以缓解患者的焦虑和精神压力，也可建议患者到专业医疗机构就诊。

八、管理睡眠

睡眠障碍可导致血压升高和心血管疾病风险增加。增加有效睡眠时间和（或）改善睡眠质量可显著提高降压药的药效，降低高血压的发病率和病死率。管理睡眠的主要措施包括睡眠评估、睡眠认知行为疗法和必要时进行药物治疗。

九、减少在低温和空气污染环境中的暴露

血压往往随着季节和温度的变化而变化，老年人对寒冷的适应能力和对血压的调控能力较差，常随气候气温变化出现血压大幅波动。老年人在低温寒冷环境应减少外出，注意保暖，避免血压大幅波动。研究表明 PM2.5 有导致高血压的风险，且缺血性心脏病和脑血管病的风险随着环境 PM2.5 的增加而增加。因此，在环境污染时应减少外出，同时使用空气过滤器去除 PM2.5 或有助于降低血压。

（陈玉善　谢桥涛　吴　莉）

第二节　药物治疗

一、降压药物发展史

19 世纪及 20 世纪初,通常认为高血压是一种正常的生理反射,在当时很多高血压患者没有得到很好的治疗。随着对高血压的认识加深和药物研发、循证医学证据的积累,不同种类的降压药物逐渐问世。

20 世纪 30 年代:常用中药川乌、草乌、附子中含有乌头碱类成分,具有降压作用,但乌头碱的药用剂量与中毒剂量很接近,因此,乌头碱制剂作为降压药物逐渐被淘汰。

20 世纪 40 年代:人们开始应用硫氰化物、硫氰酸盐类治疗高血压,但降压效果短暂且不稳定,其作为降压药物逐渐退出历史的舞台。

同时期,人们发现萝芙木可以降低血压,其活性成分是利血平。利血平是一种具有中枢和外周双重作用的交感神经抑制剂,但其不良反应多,目前不单独应用,但作为复方制剂组分仍是抗高血压基本药物。

20 世纪 50 年代:人们开始应用神经节阻断药如六甲溴铵、樟磺咪芬、美卡拉明等。另外几类降压药物,如肼苯哒嗪及双肼屈嗪松弛血管平滑肌而降低血压,单独使用效果不佳,仅在一些复方制剂的降压药物中使用。

周围交感阻滞剂胍乙啶不良反应多,目前主要作为研究交感神经活动的重要工具药。

1957 年合成氢氯噻嗪后,不同种类利尿剂逐渐被研制出来,主要包括袢利尿剂(如呋塞米)、噻嗪类利尿剂(如氢氯噻嗪)和保钾利尿剂(如氨苯蝶啶),以上是目前治疗高血压的基础药物。

酚苄明为长效非选择性 α-受体阻滞剂,常用于嗜铬细胞瘤患者术前准备。

20 世纪 60 年代:中枢降压药如甲基多巴、可乐定。甲基多巴适合用于妊娠高血压。

60 年代早期非选择性 β 受体阻滞剂普萘洛尔问世。

相继发现非二氢吡啶类钙通道阻滞剂(CCB)维拉帕米和二氢吡啶类钙通道阻滞剂硝苯地平均可用于高血压治疗。但硝苯地平片不良反应突出,目前临床上更常用的是硝苯地平缓释片和控释片。

20 世纪 70 年代:选择性 β_1 受体阻滞剂相继问世,国内主要代表药物有美托洛尔、比索洛尔和阿替洛尔。

α/β 受体阻滞剂具有 β 受体和 α_1 受体双重阻滞作用,能部分抵消彼此的不良反应,如卡维地洛、阿罗洛尔和拉贝洛尔。

20 世纪 70 年代初,巴西科学家从美洲洞蛇的毒液中发现了一组多肽,能增强血管舒缓激肽的功效,就是血管紧张素转化酶抑制剂（ACEI）。代表药物卡托普利、依那普利、培哚普利、贝那普利等逐渐问世。

20 世纪 80 年代:长效钙通道阻滞剂（如氨氯地平）药物逐渐研发出来。双通道或三通道 CCB（如西尼地平、贝尼地平）、手性拆分 CCB（左旋氨氯地平）相继问世。

20 世纪 90 年代:氯沙坦作为第一个血管紧张素 Ⅱ 受体阻滞剂（ARB）药物上市后,一系列沙坦类药物相继问世,主要包括坎地沙坦、厄贝沙坦、替米沙坦、缬沙坦等。

21 世纪初:血管紧张素受体脑啡肽酶抑制剂（ARNI）沙库巴曲缬沙坦问世。目前,新指南推荐作为新的一类常用降压药物。

二、常用降压药物分类

抗高血压药作用于血压调节系统中的一个或多个部位而发挥作用,故可根据药物主要机制的不同进行分类。

（一）利尿剂

肾小管是利尿剂作用的重要部位,根据药物作用部位的不同利尿剂分为 3 类。

1. 噻嗪类利尿剂　主要作用远曲小管,影响尿液的稀释过程,产生利尿作用。根据分子结构可分为噻嗪型利尿剂（如氢氯噻嗪和苄氟噻嗪)和噻嗪样利尿剂(如吲达帕胺、氯噻酮)。

2. 袢利尿剂　作用于髓袢升支粗段,抑制肾对尿液的浓缩过程而产生利尿作用。代表药物有:呋塞米、托拉塞米等。

3. 保钾利尿剂　螺内酯和氨苯蝶啶、阿米洛利作用于远曲小管远端和集合管段。

利尿剂适用于大多数高血压患者的初始和维持治疗,尤其适合老年高血压、难治性高血压、心力衰竭合并高血压、盐敏感性高血压。大剂量利尿剂对血钾、血糖及血尿酸有影响。相对禁忌证为痛风。

(二)肾素-血管紧张素-醛固酮系统 (RAAS)抑制剂

RAAS抑制剂主要包括血管紧张素转换酶抑制剂(ACEI)、血管紧张素Ⅱ受体阻滞剂(ARB)、肾素抑制剂3类药物。

1. ACEI　降低循环中血管紧张素 AngⅡ水平,消除其直接的缩血管作用;此外,其降压作用还可能与抑制缓激肽降解有关。代表药物有:依那普利、卡托普利、贝那普利、培哚普利、咪哒普利、福辛普利等。适用于:高血压合并左心室肥厚、心功能不全、心房颤动、冠心病、糖尿病肾病、微量白蛋白尿或蛋白尿、代谢综合征等的患者;偶可见血管神经性水肿及干咳等不良反应。绝对禁忌证:妊娠。血管神经性水肿,双侧肾动脉狭窄,高钾血症(>6.0 mmol/L);相对禁忌证:血肌酐水平显著升高(>265 μmol/L),高钾血症(>5.5 mmol/L),有症状的低血压(<90 mmHg),有妊娠可能的女性,左心室流出道梗阻的患者。

2. ARB 通过阻断 Ang Ⅱ 与血管紧张素Ⅱ1 型受体相结合,发挥降压作用。代表药物有:厄贝沙坦、缬沙坦、替米沙坦、氯沙坦、阿利沙坦、奥美沙坦等。适应症同 ACEI 及不能耐受 ACEI 的患者,偶可见血管神经性水肿不良反应;禁忌证同 ACEI。

3. 肾素抑制剂 能够抑制血管紧张素原分解产生 Ang Ⅰ,通过抑制肾素的活性发挥降压作用,为一类新型降压药,可显著降低高血压患者的血压水平,但对心脑血管的影响尚待大规模临床试验的评估。代表药物为阿利吉仑。常见不良反应有腹泻、高血钾等。

(三)钙通道阻滞剂(CCB)

1. 根据与动脉血管和心脏的亲和力分为二氢吡啶类 CCB 与非二氢吡啶类 CCB,二氢吡啶类 CCB 主要作用于动脉,代表药物有:硝苯地平、氨氯地平、左旋氨氯地平、非洛地平、拉西地平等。而非二氢吡啶类 CCB 的血管选择性差,对心脏具有负性变时、负性传导及负性变力作用,代表药物有:维拉帕米、地尔硫䓬。其中二氢吡啶类 CCB 适用于:老年高血压、单纯收缩期高血压及低肾素活性或低交感活性的高血压患者、合并稳定型心绞痛、颈动脉粥样硬化、冠状动脉粥样硬化及高血压合并周围血管病的患者;常见不良反应包括心跳加快、面部潮红、脚踝部水肿、牙龈增生等。无绝对禁忌证;相对禁忌为高血压合并快速型心律失常患者。非二氢吡啶类 CCB 也可用于降压治疗;常见不良反应包括抑制心脏收缩功能和传导功能,二度至三度房室传导阻滞;心力衰竭患者禁忌使用。

2. 根据与钙通道亚型的亲和力分为 L 型、T 型、N 型及 L/N 型或 L/T 型(双通道)及 L/N/T 型(三通道)CCB。

(1)L 型钙通道大量存在于体内心肌细胞、窦房结、房室结等组织内,二氢吡啶类、苯烷胺类及苯噻嗪类 CCB 均能抑制 L 型钙通道的开放,从而达到外周血管扩张、动脉血压降低的作用。

(2)T 型钙通道在肾小球出/入球小动脉上均有分布,故具有阻滞 T 型钙通道的 CCB 可以同时扩张出/入球小动脉,降低肾小球内压力。

(3)N 型钙通道主要分布于交感神经系统,可以阻断去甲肾上腺素的释放。能够选择性阻滞 N 型钙通道的二氢吡啶类 CCB 可以在控制血压的同时不引起交感神经兴奋,且不增加心率,甚至对伴有左心室肥厚的高血压患者的左心室舒张功能亦有明显的改善作用。另外,N 型钙通道也可降低肾小球内压力。

(4)同时能阻断 L 型钙通道与 T 型钙通道的马尼地平和同时能阻断 L 型钙通道和 N 型钙通道的西尼地平均为双通道 CCB,而同时能阻断 L、T、N 型钙通道的贝尼地平为三通道 CCB。

(四)肾上腺素能受体阻滞剂

1. β 受体阻滞剂 通过选择性地与 β 受体结合产生多种降压效应,如降低心输出量、减少肾素释放等。适用于伴快速型心律失常、冠心病、慢性心力衰竭、主动脉夹层、交感神经活性增高、高动力状态的高血压患者;常见的不良反应有疲乏、肢体冷感、胃肠不适等,还可能影响糖、脂代谢。二度和三度房室传导阻滞、哮喘患者禁用。慢性阻塞性肺疾病患者、运动员、周围血管病或糖耐量异常者慎用。长期应用者突然停药可发生反跳现象。根据对 $β_1$ 受体的相对选择性可分为以下几类。

(1)非选择性 β 受体阻滞剂:竞争性阻断 $β_1$ 和 $β_2$ 肾上腺素受体,进而导致对糖脂代谢和肺功能的不良影响;阻断血管上的 $β_2$ 受体,增加周围动脉的血管阻力。代表药物有:普萘洛尔。该类药物在临床已较少应用。

（2）选择性 β_1 受体阻滞剂；特异性阻断 β_1 肾上腺素受体，对 β_2 受体的影响相对较小。代表药物有：比索洛尔、美托洛尔和阿替洛尔。

（3）非选择性作用于 β 和 α_1 受体的阻滞剂，代表药物有：阿罗洛尔、卡维地洛、拉贝洛尔。

（4）选择性作用于 β_1 和 α_1 受体的阻滞剂，代表药物有：贝凡洛尔。

2. α_1 受体阻滞剂　选择性阻滞血液循环或中枢神经系统释放的儿茶酚胺与突触后 α_1 受体相结合，扩张血管。代表药物有：特拉唑嗪、哌唑嗪、多沙唑嗪、乌拉地尔等。不作为高血压治疗的首选药，适用于高血压伴前列腺增生患者，也用于难治性高血压患者的治疗。体位性低血压者禁用。心力衰竭者慎用。

（五）中枢作用药物

根据药代动力学和药效动力学分第一代中枢性降压药和第二代中枢性降压药两类。

第一代中枢性降压药（非选择性）：作用于 α 肾上腺素能受体，代表药物有：可乐定、甲基多巴。很少作为一线用药，通常与其他降压药物联用；主要用于中、重度高血压患者，也用于偏头痛、严重痛经、绝经后高血压及青光眼患者。

第二代中枢性降压药(选择性):作用于咪唑啉 I1 受体,代表药物有:利美尼定、莫索尼定。也可用于治疗难治性高血压、缓解吗啡成瘾后的戒断症状。

(六)单片复方制剂(SPC)

1. 传统固定复方制剂　主要成分为氢氯噻嗪、可乐定、利血平及肼屈嗪,其他包括镇静、中药、钙镁钾制剂及维生素等辅药成分。主要适用于轻、中度高血压患者,此药在基层和经济欠发达地区的高血压患者中应用较多,亦可用于难治性高血压的三线、四线药物治疗。

2. 新型固定复方制剂　主要包括:以 RAAS 抑制剂与噻嗪类利尿剂组成的固定复方制剂、RAAS 抑制剂与二氢吡啶类 CCB 组成的固定复方制剂。代表药物有厄贝沙坦氢氯噻嗪、培哚普利吲达帕胺、氯沙坦钾氢氯噻嗪、缬沙坦氨氯地平、氨氯地平贝那普利等。

(七)其他降压药物

1. ARNI 是一种同时作用于 RAAS 和利尿钠肽系统(NPs),通过增强 NPs 的血压调节作用同时抑制 RAAS 的新型药物。沙库巴曲缬沙坦是全球首个上市的 ARNI,具有很好的降压作用,可降低心血管事件的发生风险。

2. 钠-葡萄糖协同转运蛋白(SGLT)2 抑

制剂是一种新型的降糖药,可以同时控制血压和血糖。代表药物有:达格列净、恩格列净,推荐糖尿病合并高血压患者。

三、降压药物应用原则

1.起始剂量　一般患者采用常规剂量;老年人尤其高龄老年人初始治疗时,通常应采用较小的有效治疗剂量。

2.长效降压药物　优先使用长效降压药物,以有效控制 24 h 血压,更有效预防心脑血管并发症发生。

3.联合治疗　对血压≥160/100 mmHg、高于目标血压 20/10 mmHg 的高危患者,或者单药治疗效果未达标的高血压患者应进行联合降压治疗,包括自由联合或单片复方制剂。对血压≥140/90 mmHg 的患者,也可起始小剂量联合治疗。

4.个体化治疗　根据患者合并症的不同和药物疗效及耐受性,以及患者个人意愿或长期承受能力,选择适合患者个体的降压药物。

5.药物经济学　高血压需要终生治疗,要考虑成本和效益。

四、降压药物治疗方案

1.建议对以下患者启动药物治疗　确诊为高血压及收缩压≥140 mmHg 和(或)舒

张压≥90 mmHg 的患者、患有心血管病且收缩压为 130～139 mmHg 的患者、无心血管病但心血管风险高危，或者合并糖尿病或慢性肾脏病，且收缩压为 130～139 mmHg 的患者。中低危患者改善生活方式后血压仍不达标者。

2. 初始治疗药物选择　对于需要药物治疗的高血压成人，建议使用以下 3 类药物中的任何一种作为初始治疗：①噻嗪类利尿剂药物；②血管紧张素转换酶抑制剂（ACEI）/血管紧张素Ⅱ受体阻滞剂（ARB）；③长效二氢吡啶类钙通道阻滞剂（CCB）。

3. 联合治疗药物选择　对于需要药物治疗的成人高血压患者，建议将联合治疗作为初始治疗，优先选择单片复方制剂。联合治疗中使用的降压药物应从以下 3 类药物中选择：利尿剂（噻嗪型或噻嗪样）、ACEI/ARB 和长效二氢吡啶类 CCB，以提高依从性及持久性。当基线血压高于目标血压 20/10 mmHg 时，联合治疗更具价值。对于血压≥140/90 mmHg 或收缩压≥130 mmHg 的心血管疾病、糖尿病及慢性肾脏病患者，应起始 2 药联合治疗，优选选择单片复方制剂。详见图 2-1 和表 2-1。

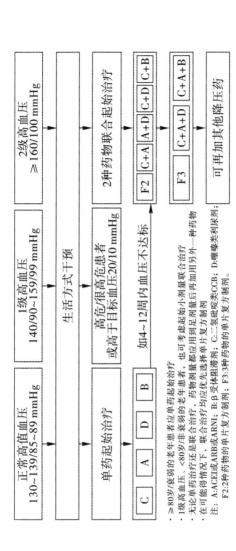

图 2-1 高血压患者单药或联合治疗方案

正常高值血压 130~139/85~89 mmHg

1级高血压 140/90~159/99 mmHg

2级高血压 ≥160/100 mmHg

生活方式干预

高危/很高危患者 或高于目标血压20/10 mmHg

单药起始治疗

2种药物联合起始治疗

C | A | D | B

如4~12周内血压不达标

F2 | C+A | A+D | C+D | C+B

F3 | C+A+D | C+A+B

可再加其他降压药

· ≥80岁/衰弱的老年患者应单药起始治疗
· 1级高血压、<80岁非衰弱的老年患者，也可考虑起始小剂量联合治疗
· 无论单药治疗还是联合治疗，药物剂量都应用到足剂量后再加用另外一种药物
· 在可能得情况下，联合治疗均应优先选择单片复方制剂

注：A:ACEI或ARB或ARNI; B:β受体阻滞剂; C:二氢吡啶类CCB; D:噻嗪类利尿剂;
F2:2种药物的单片复方制剂; F3:3种药物的单片复方制剂。

表 2-1 药物联合治疗方案推荐

主要推荐应用的优化联合治疗方案	可以考虑使用的联合治疗方案	不常规推荐的联合治疗方案
二氢吡啶类 CCB +ACEI/ARB/ARNI	利尿剂 +β 受体阻滞剂	ACEI、ARB、ARNI 与阿利吉仑这 4 种药物之间的任意联合
ACEI/ARB/ARNI +噻嗪类利尿剂	α 受体阻滞剂 +β 受体阻滞剂	中枢作用药 +β 受体阻滞剂
二氢吡啶类 CCB +噻嗪类利尿剂	二氢吡啶类 CCB +保钾利尿剂	
二氢吡啶类 CCB +β 受体阻滞剂	噻嗪类利尿剂 +保钾利尿剂	
	ACEI/ARB/ARNI +β 受体阻滞剂	

五、常见降压药物不合理处方点评

尽管近年来高血压的诊断和治疗取得了长足进展,高血压治疗药物亦层出不穷,但高血压药物治疗仍存在许多不合理之处,由此也影响了患者治疗的依从性、持续性及血压控制率。以下提供几种常见的不合理处方应用。

1. 单一用药

病例:患者张××,男,50 岁,发现血压高 20 年,血压最高 180/110 mmHg,口服氨氯地平 5 mg,qd;血压控制在 160/100 mmHg 左右。

点评:高血压属于多因素疾病,该患者为3级高血压,应用单一的降压药只能针对单一靶点进行治疗,血压控制情况不理想。既往研究显示约有50%的高血压患者需要联合应用2种或2种以上降压药物才能获得理想血压。建议对单药治疗未达标者或2级以上高血压患者采用联合治疗方案或固定单片复方制剂。

2. 重复用药

病例:患者王××,男,45岁,发现血压高15年,最高血压为160/110 mmHg,口服硝苯地平缓释片20 mg,qd;氨氯地平5 mg,qd,血压控制在145/95 mmHg左右,间断心悸、脚踝水肿。

点评:该患者所用的2种降压药属于同一类药物,作用机制相同,达不到良好的降压效果,并且易出现不良反应。

3. 联合用药方案不合理

病例:患者赵××,男,30岁,发现血压高2年,血压最高180/120 mmHg,化验血肌酐86 μmol/L,尿蛋白+,血钾3.8 mmol/L,就诊于某医院,给予厄贝沙坦150 mg,qd;培哚普利8 mg,qd 口服,服药3个月后复查血钾5.6 mmol/L。

点评:血管紧张素转换酶抑制剂(ACEI)可以抑制血管紧张素转换酶的活性,降低循环中血管紧张素Ⅱ水平,消除其直接的缩血管作用。血管紧张素Ⅱ受体拮抗剂(ARB)通过与血管紧张素Ⅱ受体结合,抑制血管紧张素Ⅱ的作用通道,达到降血压的作用。2种降压药作用机制类似,联合用药后易导致血钾升高及肾功能异常,故一般不予联合应用。

4. 使用非长效降压药物

病例:患者张××,女,48岁,间断头晕2年余,血压最高150/96 mmHg,口服卡托普利25 mg,qd,血压波动幅度大,130～145/80～90 mmHg。

点评:建议优先使用每日1次给药并且有持续24 h降压作用的长效制剂,以有效控制夜间和晨峰高血压,更有效地预防心脑血管并发症的发生。

5. 未注意药物副作用或禁忌证

病例1:患者男,28岁,既往有高尿酸血症病史,血压最高达150/100 mmHg,口服厄贝沙坦氢氯噻嗪12.5 mg,qd,血压控制在130/80 mmHg左右。用药1月后出现右脚大踇趾红肿热痛,血生化检测发现尿酸达到680 μmol/L。

点评:对于无痛风病史的单纯性高尿酸血症患者,虽然不是利尿剂治疗的绝对禁忌证,但不建议将利尿剂作为首选治疗药物。有痛风的患者禁用噻嗪类利尿剂。

病例2:患者男,80岁,发现血压高

30年,血压最高达 160/100 mmHg,口服坎地沙坦 4 mg,qd;氨氯地平 5 mg,qd;单硝酸异山梨酯缓释片 40 mg,qd;拜阿司匹林 100 mg,qn,阿托伐他汀 20 mg,qn,血压控制在 130/80 mmHg 左右,近 1 周出现发作性胸闷、心前区不适,持续数分钟,既往有冠心病、脑梗死病史。入院后化验血钾 5.6 mmol/L,肌酐 128 μmol/L,行肾动脉磁共振发现左肾动脉重度狭窄,右肾动脉轻度狭窄。

点评:血管紧张素 Ⅱ 受体拮抗剂扩张肾小球出球小动脉作用强于扩张肾小球入球小动脉,导致肾小球滤过率(GFR)下降,肌酐和血钾水平升高,对于高血钾或双侧肾动脉狭窄患者禁用。

病例3:患者男,36 岁,发现血压高 3 年,间断头痛,血压最高达 230/140 mmHg,口服奥美沙坦 20 mg,qd;硝苯地平控释片 30 mg,bid;美托洛尔缓释片 47.5 mg,qd,特拉唑嗪 2 mg,qn,血压控制在 140/90 mmHg 左右。化验血肌酐 480 μmol/L,血钾 5.8 mmol/L。

点评:血管紧张素 Ⅱ 受体拮抗剂扩张肾小球出球小动脉作用强于扩张肾小球入球小动脉,使肾小球滤过压下降,肾功能减退,血肌酐和血钾水平升高。因此,对慢性肾脏病 4 期或 5 期患者,ARB 初始剂量减半并严密监测血钾、血肌酐水平及 GFR 的变化。血肌酐水平≥265 μmol/L 者,慎用 ARB。

第三节　器械治疗

顽固性高血压(RH)患病率可达8%～18%,该人群靶器官损害风险高、药物治疗效果欠佳且预后差,成为降压治疗的难点。因此,应用特殊器械治疗RH成为国内外研究的重点。

一、去肾交感神经术

去肾交感神经术(RDN)是目前研究最多的高血压器械治疗。交感神经系统的过度兴奋是导致血压升高的重要原因之一。去肾交感神经术通过破坏肾动脉外膜的肾脏传入和传出神经,降低肾交感神经的活性以控制血压。SYMPLICITYHTN-1、SYMPLICITYHTN-2研究均确定了RDN对RH的降压效果,SYMPLICITYHTN-3的结果却令人意外,研究表明RDN的降压疗效并不显著。2021年欧洲高血压学会(ESH)更新了肾脏去交感神经术意见书表示,RDN可以作为临床上控制血压的方法之一,除射频消融外,其他几种方法也可以用于RDN。如化学消融技术、冷冻RDN、超声消融技术。

RDN有效性及安全性在一系列研究中虽然得到了验证,但是也需要寻找优选人群,目前大多数专家认为,RDN适用于高血压未控制者。

二、压力感受性反射激活疗法

压力感受性反射激活疗法（BAT）通过刺激颈动脉窦压力感受器激活压力感受性反射,抑制交感神经和兴奋迷走神经来治疗RH。

三、髂中央动静脉吻合术

髂中央动静脉吻合术通过在相邻的动脉和静脉间建立一个直径 4 mm 的管道,从而减少有效动脉血量、降低全身血管阻力来降低血压。

四、其他

1. 颈动脉体（CB）消除术　消除颈动脉体的目的在于调节循环血量而控制血压,CB传出信号增加会引起血压升高,反之会引起血压降低。

2. 深部大脑刺激术　深部大脑刺激术降压效果可能是由扩张血管及降低总外周阻力引起的。

3. 正中神经刺激术　有研究显示,电针刺激正中神经和腓深神经组较对照组有降压作用。

4. 迷走神经刺激术　刺激迷走神经可以使其收缩压降低、心率减慢,但这种反应是可逆的,停止刺激后反应即消失。

随着科技的进步和研究的深入,高血压治疗的新技术与新器械研发风起云涌,虽然均有一定的病理生理依据,但临床试验中并未建立确切的循证医学证据。因此,尚需更多的科学研究澄清是非,去伪存真。相信不久的将来,高血压器械治疗手段会得到迅速的发展。

（张铁须　刘华玲　王珊珊　吴　莉
夏梦丽　袁帅芳　厉　菁　刘　敏）

第三章 特殊人群高血压诊疗

第一节 儿童与青少年高血压

一、儿童与青少年高血压定义

儿童与青少年高血压指年龄<18岁发生的高血压,涵盖了儿童期和青少年期(简称"儿童")。

二、儿童与青少年高血压的病因

儿童以原发性高血压为主,多数表现为血压水平的轻度升高(1级高血压),通常没有不适感。其中肥胖是关联性最高的危险因素,30% ~ 40%的原发性高血压伴有肥胖;其他包括高血压家族史、低出生体重、早产、盐摄入过多、睡眠不足及体力活动缺乏等。

继发性病因最常见的是肾实质性和肾血管性疾病;其他如心血管系统疾病、内分泌性疾病、环境因素与药物所致高血压。

三、儿童与青少年高血压诊断及评估

1. 血压测量 儿童血压的测量方法、操作及血压计的选择,参照诊室血压部分进行。选择合适尺寸袖带对准确测量儿童血压至关重要(表3-1),袖带囊的长度应为手臂周长的80%～100%,袖带的宽度应约为肩峰和肩胛骨之间中点处手臂周长的40%。初次测量血压,建议测量四肢血压以排除主动脉缩窄,注意体位性高血压。建议对3岁及以上儿童每年体检时,在条件允许情况下,同时测量血压,并与体格发育指标一起进行监测。

表3-1 儿童与青少年血压计袖带型号、上臂围及年龄参照

袖带型号	上臂围/cm	年龄段/岁
SS	12～18	3～5
S	18～22	6～11
M	22～32	≥12
L	32～42	–
XL	42～50	–

2. 诊断和分级

(1)身高百分位法(表格标准):详见《中国高血压防治指南2018年修订版》。

(2)简化公式:我国3～17岁儿童与青

少年高血压筛查的简化公式见表3-2。

表3-2　中国3~17岁儿童与青少年高血压筛查的简化公式标准

性别	收缩压/mmHg	舒张压/mmHg
女	100+2×年龄	65+年龄
男	100+1.5×年龄	65+年龄

注:1 mmHg=0.133 kPa

(3)分级:儿童与青少年高血压分级见表3-3。

表3-3　儿童与青少年高血压分级

血压分级	1~13岁/mmHg	≥13岁/mmHg
正常血压	<P90	<120/80
血压升高	P90≤血压<P95 或 120/80~<P95（以较低者为准）	120~129/<80
高血压1级	P95≤血压<P95+12,或130/80~139/89（以较低者为准）	130/80~139/89
高血压2级	血压≥P95+12 或≥140/90（以较低者为准）	≥140/90

四、儿童与青少年高血压治疗

首先改善生活方式,包括控制体重、增加有氧和抗阻运动。有左心室肥厚和(或)

2 级高血压的运动员,限制其参加竞技体育及高强度训练;控制总能量、盐和含糖饮料摄入;避免精神持续紧张;保证充足睡眠。

对于非药物治疗降压疗效不理想的患者,应予以药物治疗。在无症状的高血压2 级患者中,应尽早开始药物治疗。若高血压2 级患者伴有症状或血压高于 P95/30 mmHg以上(或在青少年中血压高于 180/120 mmHg),应立即急诊就诊。

药物治疗选择长效、单一用药起始,必要时联合用药。目前儿童高血压获批的降压药物品种有限,国外已获批的各类降压药物如下:ACEI(贝那普利、卡托普利、依那普利、福辛普利、雷米普利、赖诺普利、喹那普利),ARB(坎地沙坦、厄贝沙坦、氯沙坦、缬沙坦、奥美沙坦),CCB(氨氯地平、非洛地平、硝苯地平、伊拉地平),β 受体阻滞剂(普萘洛尔、阿替洛尔、美托洛尔),利尿剂(氯噻嗪、氢氯噻嗪、氯噻酮、呋塞米、氨苯蝶啶)。国内已获批的各类降压药物如有 ACEI(卡托普利),CCB(氨氯地平),β 受体阻滞剂(普萘洛尔、阿替洛尔),利尿剂(氯噻酮、氢氯噻嗪、呋塞米、氨苯蝶啶)。儿童与青少年用药方法目前主要参考药品说明书。

(王恒亮 赫连曼)

第二节　老年高血压

一、老年高血压定义

年龄≥65 岁,在未使用降压药物的情况下,非同日 3 次诊室测量血压,收缩压 ≥140 mmHg 和(或)舒张压≥90 mmHg 可诊断为老年高血压。

二、老年高血压特点

1. 临床特点

(1)单纯收缩期高血压(ISH)多见,脉压增大。

(2)血压波动大:血压水平容易受各种因素影响,如体位、情绪、季节、温度、活动等影响。

(3)出现血压昼夜节律异常:表现为非勺型或超勺型,甚至反勺型,清晨高血压多见。

(4)并发症多且严重,常与冠心病、心力衰竭、脑血管疾病、肾功能不全、糖尿病等多种疾病并存。

(5)体位性低血压和(或)餐后低血压增加。

(6)假性高血压增多:假性高血压发生率随着年龄增长而增高,当收缩压异常升高但未合并相关靶器官损害或药物降压治疗后即出现低血压症状时,应考虑假性高血压的可能。

(7)白大衣高血压增多:在整体人群中的发生率约 13%,尤其老年人高发,可达40%。

(8)隐蔽性高血压增多:指患者在诊室内血压正常,动态血压或家庭自测血压升高的现象。与白大衣高血压相比,隐蔽性高血压有着更高的心血管事件及全因死亡风险,其对预后的影响与持续性高血压相近。

(9)继发性高血压不少见:对血压不易控制的老年患者,应考虑到与肾血管性高血压、肾性高血压、原发性醛固酮增多症、睡眠呼吸暂停综合征等继发性高血压相鉴别。

2. 老年高血压与衰弱评估 对于高龄高血压患者,推荐制定降压方案前进行衰弱评估,特别是近 1 年内非刻意节食情况下体重下降>5% 或有跌倒风险的高龄高血压患者。

3. 老年高血压与认知障碍 老年人血压过高或过低均能增加认知障碍发生风险。对于老年高血压患者推荐尽早筛查认知功能,结合衰弱评估、心血管危险分层及合并症确定合理的降压方案和目标值。

三、老年高血压治疗

1.降压目标　65～79岁的老年人,如血压≥140/90 mmHg,在生活方式干预的同时应启动降压药物治疗,将血压降至<140/90 mmHg;中国老年高血压患者降压靶目标的干预策略研究推荐:老年高血压患者降压靶目标调整为130 mmHg以下可使老年高血压患者获得更多的心血管益处。≥80岁的高龄老人,血压≥150/90 mmHg即启动药物治疗,第一步应将血压降至<150/90 mmHg,如能耐受大多数患者治疗的目标血压<140/90 mmHg。如患者收缩压<130 mmHg,且耐受良好,可继续治疗而不必回调血压。经评估为衰弱的高龄高血压患者,血压≥160/90 mmHg,应考虑启动降压药物治疗,收缩压控制目标为<150 mmHg,但尽量不低于130 mmHg。

2.治疗方法

(1)非药物治疗:非药物治疗是降压治疗的基本措施,无论是否选择药物治疗,都要保持良好的生活方式。

(2)药物治疗:推荐钙通道阻滞剂(CCB)、血管紧张素转换酶抑制剂(ACEI)或血管紧张素Ⅱ受体拮抗剂(ARB)、利尿剂、β受体阻滞剂。药物治疗应遵循以下原则:初始治疗时通常采用较小的有效治疗剂量,并根据需要,逐步增加剂量;尽可能使用

qd、24 h 持续降压作用的长效药物,有效控制夜间和清晨血压;若单药治疗疗效不满意,可采用 2 种或多种低剂量降压药物联合治疗以增加降压效果,单片复方制剂有助于提高患者的依从性;大多数老年患者需要联合降压治疗,包括起始阶段,但不推荐衰弱老年人和年龄≥80 岁高龄老年人初始联合治疗;根据患者具体情况、耐受性、个人意愿和经济承受能力,选择适合患者的降压药物。

(董艳丽　张　鹏)

第三节　妊娠相关高血压

妊娠高血压疾病是孕产妇及围生儿死亡的重要原因之一,妊娠高血压管理能保护母体器官功能和降低妊娠高血压发生的风险。

一、妊娠高血压

(一)妊娠高血压疾病的诊断

定义为间隔至少 4 h,2 次收缩压≥140 mmHg 和(或)舒张压≥90 mmHg。按照血压升高的程度还可分为:轻度:140～159/90～109 mmHg;重度:≥160/110 mmHg。

(二)妊娠高血压疾病的分类

1. 妊娠高血压　妊娠 20 周后首次出现

高血压,收缩压≥140 mmHg 和(或)舒张压≥90 mmHg,尿蛋白检测阴性。收缩压≥160 mmHg 和(或)舒张压≥110 mmHg 为重度妊娠高血压。于产后 12 周内恢复正常。

2. 子痫前期-子痫

(1)子痫前期:妊娠 20 周后孕妇出现收缩压≥140 mmHg 和(或)舒张压≥90 mmHg,伴下列任意 1 项:尿蛋白定量≥0.3 g/24 h,或尿蛋白/肌酐比值≥0.3,或随机尿蛋白≥(+);无蛋白尿但伴有以下任何 1 种器官或系统受累:心、肺、肝、肾等重要器官,或血液系统、消化系统、神经系统的异常改变,胎盘-胎儿受到累及等。

(2)子痫:子痫前期基础上发生不能用其他原因解释的强直性抽搐。

3. 妊娠合并慢性高血压 孕妇既往存在高血压或在妊娠 20 周前发现收缩压≥140 mmHg 和(或)舒张压≥90 mmHg,妊娠期无明显加重或表现为急性严重高血压;或者妊娠 20 周后首次诊断高血压并持续到产后 12 周以后。

4. 慢性高血压伴发子痫前期 高血压孕妇妊娠 20 周前无蛋白尿,妊娠 20 周后出现尿蛋白定量≥0.3 g/24 h 或随机尿蛋白≥(+);或者妊娠 20 周前有蛋白尿,妊娠 20 周后尿蛋白量明显增加;或者出现重度子痫前期的任何一项表现。

（三）孕前诊断评估

孕前诊断评估应了解既往有无高血压病史、孕产史、妊娠高血压史、肾脏疾病史及服用降压药物等情况。对有高血压的女性,应了解有无靶器官损害及继发性因素。

对无继发性因素不合并靶器官损害未经药物治疗的高血压女性,均建议生活方式干预。对于应用降压药的女性,应停用孕期禁用的降压药物,换成孕期相对安全的降压药物,血压达标后观察 4 ~ 8 周再考虑备孕。降压药物可选择拉贝洛尔、硝苯地平片等,建议血压<140/90 mmHg 时备孕。高血压 2 级及以上和伴有靶器官损害及继发性因素的女性,建议于高血压专科规范治疗3 ~ 6 个月后,再次进行孕前评估。

（四）妊娠期血压管理

1. 非药物治疗　情绪放松,保证充足的休息及睡眠时间、营养均衡、适当限盐、控制体重。

2. 药物治疗

（1）启动药物治疗的时机:同国际上大多数的高血压学会支持更为积极的降压治疗一样,我国《妊娠期血压管理中国专家共识(2021)》推荐诊室血压≥140/90 mmHg 时应启动降压治疗。

（2）国际妊娠高血压学会建议应将妊娠高血压患者的血压控制在 110 ~ 140/80 ~

85 mmHg 以下。我国《妊娠期血压管理中国专家共识（2021）》降压目标值为诊室血压不低于 110～130/80～85 mmHg。《2023 年中国高血压防治指南（大会报道版）》中表示将 110/70 mmHg 设定为降压治疗安全下限可能是合理的。

（3）降压药物的选择：常用的降压药物包括肾上腺素能受体阻滞剂、钙通道阻滞剂，目前公认的妊娠期较为安全的降压药物包括拉贝洛尔、硝苯地平、甲基多巴。慢性高血压患者的降压首选药物为拉贝洛尔、硝苯地平控释片两种药物单用或联用血压控制不理想时，可以选用甲基多巴。应避免使用阿替洛尔（抑制胎儿宫内生长）、血管紧张素转换酶抑制剂、血管紧张素Ⅱ受体拮抗剂类药物（致畸）。拉贝洛尔：可用于备孕期及妊娠期各个阶段，建议作为妊娠期高血压疾病优选药物。硝苯地平：可用于备孕期及妊娠期各个阶段，根据血压调整剂量，最大剂量 60 mg/d。静脉降压药物选择：妊娠合并重度高血压或子痫前期需静脉药物降压，可用拉贝洛尔、乌拉地尔、尼卡地平、酚妥拉明、硝普钠，需从小剂量开始。

二、产后及哺乳期高血压管理

子痫前期产妇需警惕产后子痫，应严密监测血压至少 3 d，并延续产前的降压治疗。

妊娠期高血压疾病的产妇产后需规律监测血压,并至少监测42 d,产后3个月建议回访测量血压,复查孕期异常的实验室指标。鼓励健康的饮食和生活习惯,如规律的体育锻炼、控制食盐摄入(<6 g/d)、戒烟等,鼓励超重孕妇控制体重至BMI为18.5~25.0 kg/m^2,腹围<80 cm,以减小再次妊娠时的发病风险,并能利于长期健康。

美国德克萨斯理工大学药学院Hale博士将哺乳期药物分为5级。L1:最安全,许多哺乳母亲服药后没有观察到对婴儿的副作用,在对照研究中没有证实对婴儿有危险。L2:较安全,在有限数量的对哺乳母亲用药研究中没有证据显示副作用增加。L3:中等安全,没有在哺乳妇女进行对照研究,但婴儿出现不良反应的危害性可能存在;或者对照研究仅显示有很轻微的非致命性的副作用。L4:可能危险,有对喂哺婴儿或母乳制品的危害性的明确证据。L5:禁忌,对哺乳母亲的研究已证实对婴儿有明显的危害或者该药物对婴儿产生明显危害。选用哺乳期药物分级中L1和L2类药物,适时哺乳,避免在乳汁中药物浓度高峰期间哺乳,用药期间密切观察婴儿的反应。产后哺乳期降血压药物:血管紧张素转换酶抑制剂如卡托普利、依那普利,哺乳分级为L2,可以在哺乳期使用;β受体阻滞剂如拉贝洛尔、普萘洛尔可用,哺乳分级为 L2,美托洛尔、卡维地洛不推荐;钙通道阻滞剂如硝苯地平、维拉帕米可用,哺乳分级为 L2,氨氯地平、地尔硫䓬不推荐;甲基多巴,为哺乳期一线降压药物,哺乳分级为 L2,虽有证据显示甲基多巴与产后抑郁没有直接关联,但一般不推荐在产后有抑郁症风险的时期使用。尽量避免使用利尿剂、血管紧张素 Ⅱ 受体拮抗剂类。禁用利血平、哌唑嗪。

(何瑞利　孔德慧)

第四节　肿瘤与高血压

肿瘤与高血压关系密切,部分肿瘤和部分靶向抗肿瘤药物能导致患者高血压。近来研究还发现,部分降压药物能导致一些肿瘤发生概率增加。

一、导致高血压的肿瘤

导致高血压的肿瘤主要为内分泌肿瘤,其中包括嗜铬细胞瘤、副神经节瘤、肾素瘤、垂体生长激素及相关异位瘤、促肾上腺皮质激素瘤、甲状旁腺腺瘤等。

二、抗肿瘤药物与高血压

高血压是靶向抗肿瘤药物常见的副作

用之一,抗血管内皮细胞生长因子(VEGF)单克隆抗体和多靶点小分子酪氨酸激酶抑制剂(TKIs)在发挥高选择性抗肿瘤作用同时,产生了高血压等副作用。其机制主要包括:一氧化氮产生减少、内皮素-1分泌增多、微血管结构减少、氧化应激增加、细胞内游离钙离子浓度增加、肾损伤等。部分患者血压升高程度与VEGF抑制剂呈剂量依赖性。

三、抗血管生成靶向药物导致高血压的诊断与评估

1. 血压监测　患者的血压监测与评估应在应用靶向抗肿瘤药物之前,在治疗的第一个周期中,应每周监测血压,后续疗程至少每2~3周监测1次。血压监测过程应持续到疗程结束,如果发现血压升高,则必须进一步的评估血压升高的程度、特点及是否合并可逆原因。

2. 高血压分级与分层　我国无针对靶向药导致高血压诊治的指南或专家共识,《中国高血压防治指南2018年修订版》对于靶向药物导致高血压的患者同样适用。美国国立癌症研究所制订的通用不良反应术语标准5.0版本对由靶向抗肿瘤药物治疗引起的高血压作了分级。具体分级如下:1级,收缩压120~139 mmHg和(或)舒张压80~89 mmHg。2级,如果既往在正常值范围

内,收缩压 140 ~ 159 mmHg 和（或）舒张压 90 ~ 99 mmHg;反复或持续性(≥24 h)舒张压升高>20 mmHg 或血压大于 140/90 mmHg;需要给予单药治疗。3 级,收缩压≥160 mmHg 和（或）舒张压 ≥ 100 mmHg;需要医学干预,甚至需要多种药物治疗或强化治疗。4 级,危及生命(如恶性高血压,一过性或持久性神经功能受损,高血压危象),需要紧急治疗。5 级,死亡。

四、抗血管生成靶向药物相关性高血压的治疗

1. 非药物治疗　以改善生活方式为主的非药物治疗包括消除不利于身体和心理健康的行为和习惯。主要如下:减少钠盐摄入,每人每日食盐摄入量逐步降至<6 g,增加钾摄入;合理膳食,减少饱和脂肪酸和胆固醇摄入;控制体重;戒烟,避免被动吸烟;限制饮酒;适当运动;放松心情,减轻精神压力。

2. 药物治疗　靶向抗肿瘤药物导致的高血压往往与靶向药物剂量呈依赖性,尽早地药物干预治疗可降低靶向药的中断率。依照美国预防、检测、评估与治疗高血压全国联合委员会第七次报告,建议服用抗血管生成靶向药物期间患者血压应降至 140/90 mmHg 以下;对于高危和极高危患者,在

开始治疗前,血压应低于 140/90 mmHg;血压≥160/90 mmHg、降压药物治疗后仍未得到控制或发生高血压急症时,应考虑停药或减少抗血管生成药物的剂量。

非二氢吡啶类 CCB 药物属于细胞色素 P450 中亚型 3A4(CYP3A4)抑制剂,影响经此同工酶代谢的药物在肝脏内分解代谢,导致血药浓度升高,因此索拉非尼、苏尼替尼治疗期间避免非二氢吡啶类 CCB 药物应用。二氢吡啶类 CCB 没有绝对禁忌证。

研究发现 ACEI/ARB 可以抑制包括乳腺癌、肺癌和前列腺癌的细胞增殖和肿瘤转移,其机制可能是抑制 RAAS 系统及其促血管生成的作用、降低 VEGF 的表达。ACEI/ARB 对于肺癌的影响仍然存在较大争议,仍需要设计更加严谨的队列研究来证实。研究发现氢氯噻嗪、氢氯噻嗪/氨苯蝶啶复合制剂使用时间变长会增加唇癌、皮肤癌发生风险,吲达帕胺使用时与皮肤癌风险增加无关。因此,对于皮肤癌、唇癌患者选择利尿剂时推荐吲达帕胺。研究发现 β 受体阻滞剂能改善非小细胞肺癌患者的预后。α 受体阻滞剂多沙唑嗪和特拉唑嗪通过诱导凋亡抑制前列腺癌细胞株生长,对于前列腺癌有一定的治疗作用,单片复方制剂尤其适合高血压、肿瘤等慢性病患者。ACEI/ARB 与利尿剂或钙通道阻滞剂联合是单片复方制剂的常用联合方案,在使用单片复方制剂后血压仍不能控制时,可以选择增加复方制剂的剂量,也可以加用第 3 种降压药物,即把 RAAS 阻滞剂、钙通道阻滞剂与利尿剂 3 种药物联合起来使用。

（赵小建　孔德慧）

第四章 | 高血压合并症的处理

第一节　高血压合并心脏损害

大量研究已经证实,血压水平与心脑血管病发病及死亡风险存在密切的因果关系。高血压是导致心脏损害的最主要危险因素。临床中高血压合并心脏损害主要包括高血压伴冠心病、左心室肥厚、心力衰竭、心律失常等,降压治疗可大幅度降低心血管事件的发生率和死亡率,改善预后。

一、高血压合并冠心病

对于不同类型的冠心病,其风险程度的差异影响起始治疗时机、血压治疗的靶目标水平和药物选择。若稳定性冠心病患者既往无合并症(心肌梗死、左心室收缩功能障碍、糖尿病或有蛋白尿的慢性肾功能不全),当血压≥140/90 mmHg时,除生活方式调整,还应该给予降压治疗;如果患者存在上述任何一项合并症且血压≥130/80 mmHg

时,除生活方式调整,还应给予降压治疗。降压目标值应遵从个体化原则,综合考虑冠心病的不同临床亚型和伴发疾病以及年龄、再血管化策略等多种因素。推荐 < 140/90 mmHg 作为合并冠心病的高血压患者的降压目标,如能耐受,可降至<130/80 mmHg,应注意舒张压不宜降至 60 mmHg 以下。有合并症者合理的目标血压值应<130/80 mmHg,但不低于 120/70 mmHg。高龄、存在冠状动脉严重狭窄病变的患者,血压不宜过低。

1. 高血压合并稳定型心绞痛的降压药物选择 β 受体阻滞剂、长效 CCB 可以降低心肌氧耗量,减少心绞痛发作,应作为首选。血压控制不理想,可以联合使用 ACEI/ARB 及利尿剂。

2. 高血压合并非 ST 段抬高急性冠脉综合征的降压药物选择 恶化劳力性心绞痛患者仍以 β 受体阻滞剂、CCB 作为首选。血压控制不理想,可联合使用 RAAS 抑制剂及利尿剂。另外,当考虑血管痉挛因素存在时,应该注意避免使用 β 受体阻滞剂,如果使用有可能诱发冠状动脉痉挛进一步加重病情。

3. 高血压合并急性 ST 段抬高心肌梗死的降压药物选择 β 受体阻滞剂和 RAAS 抑制剂在心肌梗死后长期服用作为二级预防可以明显改善患者的远期预后,没有禁忌证者应早期使用。血压控制不理想时可以联合使用长效 CCB 及利尿剂。

二、高血压合并心力衰竭

对于高血压合并心力衰竭的患者,推荐的降压目标为<130/80 mmHg。高血压合并左心室肥厚尚未出现心力衰竭的患者,可先将血压降至<140/90 mmHg,如患者能良好耐受,可进一步降低至<130/80 mmHg,有利于预防发生心力衰竭。

1. 高血压合并慢性射血分数降低的心力衰竭(HFrEF)降压药物选择　首先推荐应用血管紧张素受体脑啡肽酶抑制剂(ARNI),可替代 RAAS 阻滞剂,其次为 RAAS 抑制剂(ACEI/ARB)、β 受体阻滞剂和醛固酮受体拮抗剂,这 3 种药物的联合也是 HFrEF 治疗的基本方案,可以降低患者的死亡率和改善预后,又均具有良好降压作用。多数此类心力衰竭患者需常规应用袢利尿剂或噻嗪类利尿剂,也有良好降压作用。如仍未能控制高血压,推荐应用氨氯地平、非洛地平。

2. 高血压合并慢性射血分数保留的心力衰竭(HFpEF)降压药物选择　HFpEF 病因大多为高血压,在心力衰竭症状出现后仍可伴高血压。上述 ARNI、ACEI/ARB、β 受体阻滞剂和醛固酮受体拮抗剂 4 种药物并不能降低此类患者的死亡率和改善预后,但用于降压治疗仍值得推荐,也是安全的。如仍未能控制高血压,推荐应用氨氯地平、非洛地平。不推荐应用 α 受体阻滞剂、中枢降压药。有负性肌力效应的 CCB 如地尔硫䓬和维拉帕米不能用于 HFrEF,但对于 HFpEF 患者,仍可能是安全的。

3. 高血压合并急性心力衰竭的处理

临床特点是血压升高,以左心衰竭为主,发展迅速,且多为 HFpEF。需在控制心力衰竭的同时积极降压,主要静脉给予袢利尿剂和血管扩张药,包括硝酸甘油、硝普钠或乌拉地尔。若病情较轻,可以在 24~48 h 内逐渐降压;病情重伴有急性肺水肿的患者在初始 1 h 内平均动脉压的降低幅度不超过治疗前水平的 25%,2~6 h 内降至 160/100~110 mmHg,24~48 h 内使血压逐渐降至正常。

三、高血压合并心律失常

1. 高血压合并快速型心律失常降压药物选择　如心房颤动、室性心律失常患者,建议首选 β 受体阻滞剂+RAAS 抑制剂;RAAS 抑制剂首选 ARB。若无二氢吡啶类钙通道阻滞剂或患者不能耐受,可使用其他药物代替(非二氢吡啶类 CCB)。

2. 高血压合并缓慢型心律失常降压药

物选择 如窦性心动过缓、二度Ⅰ型房室传导阻滞等患者,避免使用β受体阻滞剂及非二氢吡啶类降压药物。可选择短效二氢吡啶类药物如硝苯地平片、RAAS阻滞剂等,血压控制不理想时可以联合使用利尿剂。

四、高血压合并心脏瓣膜病

对于主动脉瓣狭窄患者,可以小剂量开始应用长效CCB制剂,缓慢增加剂量至目标剂量,谨防低血压的发生。ACEI、β受体阻滞剂、硝酸酯类药物等不适用于主动脉瓣狭窄患者。若患者出现主动脉瓣狭窄相关症状,均应考虑手术治疗。

（刘洁云　王要鑫　樊彩妮）

第二节　高血压合并脑血管疾病

高血压是动脉粥样硬化最主要的危险因素。高血压导致的脑动脉硬化相关性脑血管疾病,临床常见的表现形式有脑梗死、脑出血。据统计,我国70%~80%的脑卒中患者都有高血压病史。

一、病情稳定的脑卒中血压管理

降压药物种类和剂量的选择及降压目标值应个体化,综合考虑药物、脑卒中类型及特点、基线血压、个体耐受性等因素。颅内大动脉粥样硬化性狭窄(狭窄率70%~99%)导致的缺血性卒中或短暂性脑缺血发作(TIA)患者,一般推荐血压目标为<140/90 mmHg。未合并严重动脉粥样硬化病变,病情稳定的卒中(包括既往出血性和缺血性卒中)的高血压患者降压目标为<130/80 mmHg。降压过程中根据基线血压水平、个体耐受性确定降压目标值,保证大脑灌注压。

二、急性脑卒中的血压管理

1. 急性缺血性脑卒中患者的血压处理

约70%的缺血性卒中患者急性期血压升高,原因主要包括:高血压、疼痛、恶心呕吐、颅内压增高、意识模糊、焦虑、卒中后应激状态等。多数患者在卒中后24 h内血压自发降低。病情稳定而无颅内压增高或其他严重并发症的患者,24 h后血压水平基本可反映其病前水平。脑卒中急性期的降压处理要谨慎,院前尚不能明确脑卒中类型时,不应积极治疗血压,除非血压非常高(收缩压>220 mmHg),且降压同时应注意避免影响脑灌注压。

处理原则:①急性缺血性卒中,有溶栓适应证者,应在溶栓前谨慎降压,1 h内平均动脉压降低15%,使血压控制在<180/

110 mmHg,溶栓治疗后 24 h 内血压应<180/100 mmHg。未接受静脉溶栓而计划动脉内治疗的患者,血管内治疗术前血压控制在 180/110 mmHg 以下,机械取栓过程中及治疗结束后 24 h 内,推荐血压控制在 180/110 mmHg 以内。②对于非溶栓/血管内治疗的患者,缺血性脑卒中后 24 h 内血压升高的患者应谨慎处理,应先处理紧张焦虑、疼痛、恶心呕吐及颅内压增高等情况。血压持续升高,收缩压 ≥ 220 mmHg 或舒张压 ≥ 120 mmHg,或伴有严重心功能不全、主动脉夹层、高血压脑病的患者,可予控制性降压治疗,并严密监测血压变化。可选用拉贝洛尔、尼卡地平等静脉药物,避免使用引起血压急剧下降的药物,第 1 个 24 h 内收缩压降低 < 15% 是安全的,但收缩压不宜低于 160 mmHg。③卒中后若病情稳定,血压持续 ≥140/90 mmHg,无禁忌证,可于起病数天后恢复发病前服用的降压药物或开始启动降压治疗。④卒中后低血压的患者应积极寻找和处理原因,必要时可采用扩容升压措施。可静脉输注 0.9% 氯化钠注射液纠正低血容量,处理可能引起心排血量减少的心脏问题。⑤降压药物种类和剂量的选择及降压目标值应个体化,综合考虑药物、脑卒中特点和患者自身三方面因素。

三、急性出血性脑卒中患者的血压处理

应综合管理脑出血患者的血压,分析血压升高的原因,根据血压情况决定是否进行降压治疗。临床上脑出血患者急性期降压治疗,应密切关注患者高血压病史长短、基础血压值、颅内压增高情况及入院时的血压情况,在排除降压禁忌证后选择合适药物谨慎降压治疗。①对于急性患者,建议尽早开始抗高血压治疗,理想情况下在症状发作后2 h内开始抗高血压治疗,收缩压相对于基线值的降低不应超过90 mmHg。②当急性脑出血患者收缩压>220 mmHg时,应积极使用静脉降压药物降低血压;当患者收缩压>180 mmHg时,可使用静脉降压药物控制血压,根据患者临床表现调整降压速度,降压治疗期间应严密观察血压水平及生命体征的变化,每隔5~15 min进行1次血压监测,及时调整药物及用量,将SBP控制在130~140 mmHg,以减少血肿扩大。③推荐药物:首选拉贝洛尔、尼卡地平、乌拉地尔,可联合甘露醇等脱水治疗,合并颅内压增高患者禁用硝普钠。

四、药物选择

5种一线降压药物包括利尿剂、CCB、ACEI、ARB及β受体阻滞剂均可作为卒中

一级和二级预防的降压治疗药物,用法为单药治疗或联合用药。卒中患者降压治疗过程中应避免出现心、脑、肾重要器官供血不足。老年人、严重体位性低血压患者更应谨慎降压。降压药物由小剂量开始,根据患者耐受性调整降压药物及剂量。

(张金盈　杨　帆　樊彩妮)

第三节　高血压合并糖尿病

我国门诊高血压患者中24.3%合并糖尿病,其中新检出的糖尿病占34.7%。高血压合并 1 型糖尿病常与肾脏损害加重相关,而高血压患者合并 2 型糖尿病常有多种代谢性心血管危险因素并存,如肥胖、血脂异常、脂肪肝、蛋白尿、高尿酸血症等。高血压合并糖尿病使大血管与微血管并发症的发生和进展风险明显增加,也使患者死亡风险增加。因此,控制血糖可显著降低心血管事件发生的风险。

一、血压管理

1. 控制目标　一般高血压患者合并糖尿病,降压目标为<130/80 mmHg;老年人或伴严重冠心病患者,宜采取更宽松的降压目标值<140/90 mmHg;孕妇建议血压控制目

标为<135/85 mmHg。

2. 降压治疗 收缩压在 130～139 mmHg 或舒张压在 80～89 mmHg 的糖尿病患者,可进行不超过 3 个月的非药物治疗。如血压不能达标,应采用药物治疗。血压 ≥140/90 mmHg 的患者,应在非药物治疗基础上立即开始药物治疗。伴微量白蛋白尿的患者应该立即使用药物治疗。

生活方式干预是控制高血压的重要措施,主要包括健康教育、减少钠盐摄入、增加钾摄入、合理膳食、控制体重、不吸烟、不饮酒、增加运动、减轻精神压力、保持心理平衡等。

降压药物选择时应综合考虑降压疗效,对心脑肾的保护作用,安全性和依从性及对代谢的影响等因素。由于糖尿病患者易出现夜间血压升高,可在 24 h 动态血压评估的基础上指导及调整药物使用,必要时可考虑睡前服药。优选长效制剂有效平稳控制 24 h 血压,以减少血压昼夜波动幅度,预防心脑血管事件发生。首先考虑使用血管紧张素转化酶抑制剂(ACEI)/血管紧张素 Ⅱ 受体拮抗剂(ARB),其在降压的同时还能改善患者胰岛素抵抗、减少体内脂肪堆积、减轻蛋白尿。CCB 对人体糖代谢影响较小,可作为不能耐受 ACEI/ARB 患者的首选药物。当单药控制效果不佳时,可以采用联合用药,在联合方案中更推荐单片复方制剂(ACEI 或 ARB/CCB、ACEI 或 ARB/利尿剂)。部分 β 受体阻滞剂可影响糖脂代谢,利尿剂可影响糖脂代谢、血尿酸、血电解质,使用时应注意。

二、血糖管理

1. 控制目标　糖化血红蛋白(HbA1c)<7%;空腹血糖 4.4 ~ 7.0 mmol/L;餐后 2 h 血糖或非空腹血糖<10.0 mmol/L。容易发生低血糖、病程长、老年人、合并症或并发症多、难以自我血糖监测的患者,血糖控制目标可以适当放宽。基本原则是不发生低血糖和高血糖急症。

2. 血糖控制原则

(1)饮食调整的原则:控制总热卡,糖类占总热量 50% ~ 65%;肾功能正常的糖尿病患者,推荐蛋白质的供能比为 15% ~ 20%,有显性蛋白尿或肾小球滤过率下降的糖尿病患者,蛋白质摄入量应控制在每日 0.8 g/kg 体重。尽可能控制体重在正常范围内。在总热量不变的情况下,少食多餐。

(2)运动和活动的原则:适量、经常性和个体化。养成健康的生活习惯,避免长时间久坐行为。成年 2 型糖尿病患者每周至少 150 min 中等强度的有氧运动,包括健步走、太极拳、骑车、游泳、乒乓球、羽毛球和高尔夫球等。伴有急性并发症或严重慢性并发症时,慎行运动治疗。

(3)药物治疗的主要原则:只要没有禁忌证,都应在二甲双胍的基础上加用具有ASCVD获益证据的胰高血糖素样肽-1受体激动剂(GLP-1RA)或钠-葡萄糖共转运蛋白2抑制剂(SGLT2i)治疗。3个月不达标的患者,在二联治疗的基础上加用一种不同机制的降糖药物。如三联治疗血糖仍不达标,则应将治疗方案调整为多次胰岛素治疗。采用多次胰岛素治疗时应停用胰岛素促分泌剂。一些患者在口服药物治疗时甚至在诊断时即存在显著的高血糖症状乃至酮症,可直接给予短期强化胰岛素治疗,包括基础胰岛素加餐时胰岛素、每日多次预混胰岛素或胰岛素泵治疗。

(党彦平　刘净文　张清慧)

第四节　高血压合并肾脏疾病

一、高血压合并肾脏疾病的释义

高血压和肾脏疾病密切相关,互为病因和加重因素。慢性肾脏病(chronic kidney disease,CKD)指任何原因导致的肾脏结构或功能异常,持续时间超过3个月,主要表现包括白蛋白尿,尿沉渣异常,肾脏疾病导致的组织学、影像学见结构异常等,或肾功能下降[估算的肾小球滤过率(eGFR)<60 mL/(min·1.73 m^2)]。各种 CKD 导致的高血压,称之为肾性高血压,主要分为肾血管性高血压和肾实质性高血压。高血压肾病是由长期血压增高引起肾内小动脉及细小动脉痉挛收缩、血管重构病变,造成动脉管腔狭窄,继发缺血激活 RAAS 系统诱发肾实质损害,并导致肾小球硬化、肾小管萎缩和肾间质纤维化的一种疾病。高血压导致的肾损伤有两种病理表现类型:良性小动脉性肾硬化症和恶性小动脉性肾硬化症,后者的预后很差。

二、高血压合并肾脏疾病的降压目标

高血压合并肾脏疾病患者的血压控制目标尽量个体化,针对不同年龄、有无蛋白尿和糖尿病、不同 CKD 分期的人群降压目标有不同的要求,具体相关推荐如下。

1. 尿蛋白>1 g/d 的高血压肾非透析患者,血压控制目标应<130/80 mmHg,可耐受且肾功能稳定的非透析患者可进一步降低收缩压至<120 mmHg。

2. 尿蛋白≤1 g/d 的高血压肾病非透析患者,血压控制目标<130/80 mmHg。

3. 高血压肾病非透析患者若合并糖尿

病,建议控制血压<130/80 mmHg,有蛋白尿且耐受良好的患者可以进一步控制收缩压水平<120 mmHg。

4. 年龄>65 岁高血压肾病非透析患者,如能耐受血压可逐渐降至<140/90 mmHg。

5. 血液透析患者收缩压理想目标在120～140 mmHg 之间。

6. 建议 18～60 岁的 CKD 合并高血压患者在血压≥140/90 mmHg 时启动药物降压治疗,60 岁以上的患者可适当放宽降压目标。

三、高血压合并肾脏疾病的治疗

CKD 患者的降压药物应用选择:ACEI/ARB、CCB、α 受体阻滞剂、β 受体阻滞剂、利尿剂都可以作为初始选择药物。

1. 初始降压治疗应包括一种 ACEI 或ARB,单独或联合其他降压药,但不建议ACEI 和 ARB 联合应用。用药后血肌酐较基础值(用药前)升高<30% 时仍可谨慎使用,超过 30% 时可考虑减量或停药。当血肌酐>3.0 mg/dL(265 μmol/L)时,会增加不良事件(高钾血症、急性肾损伤)的发生率,建议减少剂量并监测血生化指标。常用 ACEI药物有:卡托普利、依那普利、培哚普利、福辛普利等,常用 ARB 药物有缬沙坦、厄贝沙坦、替米沙坦、阿齐沙坦等。

2. 二氢吡啶类和非二氢吡啶类 CCB 都

可以应用,其肾脏保护能力主要依赖其降压作用。通常和 ACEI/ARB 联合应用,可以有效改善高血压和冠心病患者心血管事件的预后及高血压肾动脉硬化患者的预后。在有 ACEI/ARB 应用禁忌的情况下可作为首选,亦可单应用于透析患者。常用的有硝苯地平控释片、氨氯地平、维拉帕米缓释片等。

3. 利尿剂可用于伴有容量负荷增加的患者,GFR>30 mL/(min·1.73 m²)(CKD 1 至 3 期)患者,可使用噻嗪类利尿剂;GFR<30 mL/(min·1.73 m²)(CKD 4 至 5 期)患者可用袢利尿剂。常用的噻嗪类药物有氢氯噻嗪、吲达帕胺。袢利尿剂药物有呋塞米、托拉塞米等。利尿剂应低剂量,利尿过快可导致血容量不足,出现低血压或 GFR 下降。醛固酮拮抗剂与 ACEI 或 ARB 联用可能加速肾功能恶化和提高发生高钾血症的风险。

4. α 受体阻滞剂、β 受体阻滞剂具有较好的优势,发挥心肾保护作用,可应用于不同时期 CKD 患者的降压治疗。常用的药物有卡维地洛、美托洛尔、特拉唑嗪等。

5. 终末期肾病透析患者(CKD 5 期)的降压治疗:大部分患者表现为难治性高血压,需要多种降压药联用。血液透析患者使用 ACEI/ARB 应监测血钾和血肌酐水平。要避免在透析血容量骤减阶段使用降压药,尤其是利尿剂,以免诱发严重的低血压。降压药物剂量需根据血流动力学变化及透析对药物的清除情况而调整。透析患者血压变异不宜过大。

高血压合并肾脏疾病的病情进展及预后与调整生活方式密切相关。除药物性干预外,如控制体重、适量运动、限制钠盐及蛋白质摄入、避免饮酒、饮浓茶、戒烟、保证充足睡眠等,均是高血压肾病患者生活管理的重要措施。

(陈昭喆　李　玲)

第五节　高血压外周血管损害

高血压是引起动脉粥样硬化的主要危险因素之一,与动脉粥样硬化互为因果,相互促进,最终导致靶器官功能障碍。高血压合并外周动脉疾病主要指下肢动脉、颈动脉、椎动脉、肾动脉和肠系膜动脉等病变,动脉粥样硬化是其主要病因,35%～55%的外周动脉疾病患者伴有高血压,且存在较高的心血管事件发生率和死亡风险。

一、高血压合并外周动脉疾病的诊断

1.临床病史　临床病史包括心血管危险因素、合并症评估及不同血管区域相关症

状的回顾,包括抽烟、糖尿病、高血压、高脂血症病史、家族史。

2. 体格检查 颈动脉杂音、双臂血压不对称、股动脉杂音。

3. 实验室检测 需检查血细胞计数、血糖、糖化血红蛋白、血肌酐、尿常规、血脂。

4. 辅助检查

(1)踝臂指数(ABI):是一种无创性诊断和检测下肢动脉疾病的方法,ABI 的正常值为 1.0 ~ 1.4,静息 ABI≤0.9 诊断外周动脉疾病的敏感性为 90% ,特异性为 95% 。

(2)影像学检查:多普勒超声广泛用于检测和诊断血管损害,可定位血管损害部位、量化损害范围和严重程度。多层螺旋 CT 血管造影、磁共振、血管造影均可评估血管病变情况。

二、高血压合并周围血管疾病的治疗

1. 生活方式干预 合理膳食,减少钠盐摄入,增加钾摄入,控制体重,戒烟限酒,合理规律运动,减轻精神压力,保持心理平衡。

2. 药物治疗

(1)抗血小板药物:对于高血压合并症状性颈动脉狭窄或合并无症状性颈动脉严重狭窄(狭窄 > 50%)且出血风险低的患者,推荐长期单用阿司匹林;对于合并颈动脉血运重建的患者,推荐术后给予阿司匹林联合氯吡格雷双联抗血小板治疗至少1个月,然后长期维持阿司匹林单药治疗;对于高血压合并症状性下肢动脉疾病患者,推荐长期单药抗血小板治疗,首选氯吡格雷75 mg/d;对于合并下肢动脉血运重建的患者,推荐术后给予阿司匹林联合氯吡格雷双联抗血小板治疗至少1个月,然后长期维持单药抗血小板治疗,首选氯吡格雷75 mg/d;对于合并间歇,建议血压控制稳定在<150/90 mmHg后开始应用抗血小板药物,避免出血。

(2)调脂治疗:①主要干预靶点。LDL-C目标值应<1.8 mmol/L。②次要干预靶点。非LDL-C目标值为<2.6 mmol/L。药物治疗首选他汀类,建议根据患者基线血脂水平选择中等强度他汀类药物作为起始治疗,对于经他汀类药物治疗后仍未达标患者,可在他汀类药物基础上加用胆固醇吸收抑制剂依折麦布或PCSK-9抑制剂等。

(3)血糖管理:以HbA1c<7%作为血糖控制目标。合并有糖尿病神经病变的外周动脉疾病患者需特别注意维持糖化血红蛋白在正常范围。对于大部分高血压合并动脉粥样硬化患者,HbA1c应<7.0%;对于高龄、糖尿病病程长、易患低血糖者,HbA1c应<8.0%;对于慢性疾病终末期患者(如心力衰竭、终末期肾病等),HbA1c控制目标可放宽至<8.5%;开始治疗阶段,建议每3个月

检测 1 次 HbA1c，达标后可每 6 个月检查
1 次 HbA1c。

（4）降压治疗：对于不伴有糖尿病的外周动脉疾病患者，降压治疗靶目标为<140/90 mmHg；对于伴有糖尿病的患者，舒张压需降至≤85 mmHg，但不宜<70 mmHg。需避免下肢动脉疾病患者收缩压降至<110～120 mmHg。当高血压伴一侧颈动脉狭窄≥70%时，收缩压应控制在 130～150 mmHg；当高血压伴双侧颈动脉狭窄≥70%时，收缩压应控制在 150～170 mmHg 范围内。

（5）降压药物选择：一线降压药物均可用于高血压伴外周动脉疾病患者降压治疗，其中 ACEI/ARB 类可作为首选。推荐 ACEI/ARB 用于单侧肾动脉狭窄患者，但可能使单功能肾或双侧肾动脉狭窄患者肾功能恶化，需严密观察尿量及肾功能。CCB 具有独特的、降压作用之外的逆转动脉粥样硬化及器官保护作用，是外周动脉疾病患者安全有效的降压药物。β 受体阻滞剂能抑制肾素释放，可用于肾动脉狭窄患者的降压治疗。目前，尚无证据支持 β 受体阻滞剂会使合并轻中度肢体缺血的下肢动脉疾病患者症状加重。兼有 α 受体阻滞作用的 β 受体阻滞剂能够舒张外周血管、降低血管阻力，可能对此类患者更加适用。利尿剂可激活肾素释放，一般不推荐用于肾血管性高

血压。

高血压合并外周血管损害患者是发生心脑血管事件的高危人群,应采取综合管理策略,全面控制高血压、血脂异常、糖尿病、肥胖、吸烟等多重心血管病危险因素,最大程度降低心血管事件和死亡风险。

(何瑞利　王珊珊)

第六节　高血压眼底损害

随着血压的增高,体循环小动脉会出现痉挛及硬化,而视网膜中央动脉为全身唯一能在眼底观察到的小动脉,因此,眼底动脉造影或眼底动脉成像检查对高血压患者眼底有无损害的诊断、预后等具有重要意义。

一、恶性高血压眼底表现

1. 视网膜血管病变　早期表现为视网膜动脉痉挛,这是高血压患者最先出现的眼底特征,也是导致所有高血压患者眼底病变的基础。

2. 视网膜普遍水肿　眼底可见多处片状出血、大片棉绒斑及视盘水肿。

缓进型高血压病程冗长,血压升高比较温和,长期血压升高可能造成靶器官有严重的器质性损害,其中约70%有不同程度的眼底改变。根据 Keith-Wagener 法,高血压性视网膜病变的分为四级。Ⅰ级:主要为血管收缩、变窄。视网膜动脉普遍轻度变窄,特别是小分支,动脉反光带增宽,有静脉隐蔽现象,在动静脉交叉处透过动脉看不到其下的静脉血柱(图 4-1a)。Ⅱ级:主要为动脉硬化。视网膜动脉普遍或局限性缩窄、反光增强、呈铜丝或银丝状(图 4-1b)。Ⅲ级:主要为渗出,可见棉絮斑、硬性渗出、出血及广泛微血管改变(图 4-1 c)。Ⅳ级:Ⅲ级改变基础上,伴有视盘水肿和动脉硬化的各种并发症(图 4-1d)。

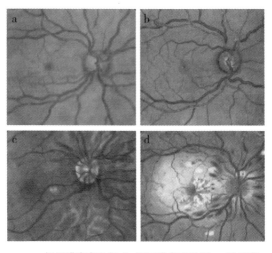

a.视网膜病变Ⅱ级;b.视网膜病变Ⅱ级;c.视网膜病变Ⅲ级;d.视网膜病变Ⅲ级。

图 4-1　高血压性视网膜病变

二、高血压视网膜病变

高血压眼底病变除上述动静脉病变以外,会同时出现眼底视网膜的病变,称为高血压视网膜病变。高血压视网膜病变有以下几种情况。

1. 视网膜水肿　由于血压急剧升高,视网膜病变表现为弥漫性水肿、混浊,血-视网膜内外屏障遭受破坏是病情恶化的结果。检眼镜下,视乳头周围及后极部视网膜呈雾状混浊,并有零乱反光。同时存在血管的某些部分似被薄纱掩盖。

2. 硬性渗出　是血眼屏障破坏后,血液成分漏出中的脂质沉着所致。镜下表现可见体积较小的白色或淡黄色渗出、有光泽、境界也较清晰。在视乳头附近或血管附近者位置较浅,而黄斑中心附近位置较深,且以黄斑中心凹为中心,沿 Henle 纤维呈放射排列,呈不完全或完全的星芒状斑。

3. 软性渗出　即棉绒斑,通常位于视网膜血管之前,呈松软的灰白色,境界欠清,可伴有视网膜局限性水肿、毛细血管扩张或微血管瘤形成。

4. 出血斑　大多位于神经纤维层,依神经纤维行走呈线条状、火焰状,大小、多少不等,多见于视乳头周围。出血斑位于视网膜深层者呈圆点状,出血量多时可形成大片视网膜前出血,甚至突破内界膜进入玻璃体。

三、高血压视网膜病变之脉络膜病变

脉络膜毛细血管前小动脉径路很短,呈直角通向脉络膜毛细血管小叶;脉络膜毛细血管壁内皮细胞间结合松散而多孔,特别是急进型高血压时比视网膜血管更易受到损害。当血压急剧升高之际,使脉络膜毛细血管前小动脉和毛细血管发生纤维蛋白样坏死。

总结:高血压眼底病变镜下检查时视网膜动脉是能在活体上唯一可见的小动脉,视网膜动脉痉挛是引起高血压各种眼底病变的病理基础。急进型高血压由于病程短促、病情急剧,视网膜动脉可能见到强烈痉挛。缓进型高血压因病程冗长,在持续或反复的痉挛后发生视网膜动脉管壁的肥厚变性,导致血-视网膜内外屏障破坏而出现伴视网膜动静脉交叉征、渗出、视乳头水肿,甚至导致失明。

四、治疗

1. 药物治疗　主要是严格控制血压。

2. 激光治疗　高血压造成的视网膜动脉阻塞,眼底出血的患者,如果存在缺血需要进行视网膜光凝。

3. 腔内注药　黄斑水肿可以玻璃体腔内注药。

4.玻璃体切割 切除混浊的玻璃体,促进视网膜复位。

要预防高血压性眼病,必须严格控制血压水平,通过改变饮食习惯,增加运动量和服用降压药物,来达到稳定正常血压的目的,另外要按时随诊。

(吕凤华 谢桥涛 吴 莉)

第七节 高血压急症

一、高血压急症的定义和评估

高血压急症是指原发性或继发性高血压患者短时间内血压显著升高(一般超过180/120 mmHg),同时伴有高血压相关靶器官损害(HMOD),或者器官原有功能受损进行性加重为特征的一组临床综合征。

高血压急症根据不同的 HMOD 及临床表现分为不同的临床类型,临床类型是选择治疗方案的主要依据。高血压急症的主要临床表现为短时间内血压急剧升高,伴有明显的头晕、头痛、眩晕、视物模糊与视力障碍、烦躁、胸痛、呼吸困难等,此外还可能出现一些不典型的临床表现,如胃肠道症状(腹痛、恶心、厌食)等。高血压急症靶器官损害主要表现为急性冠脉综合征(ACS)、急性主动脉夹层、急性心力衰竭、急性脑卒中、特殊类型高血压急症(恶性高血压、高血压性脑病)及其他类型(重度子痫前期与子痫、嗜铬细胞瘤)等。应注意血压水平的高低与急性靶器官损害的程度并非成正比。一部分高血压急症并不伴有特别高的血压值,如并发急性肺水肿、主动脉夹层、心肌梗死等,虽然血压仅为中度升高,但对靶器官功能影响重大,也应视为高血压急症。

高血压急症需要快速识别并诊断,临床工作中通过病史及症状采集、体格检查及辅助检查进行病情评估。基于五大主要症状(胸痛、急性呼吸困难、神经系统症状、头痛、视力障碍)的分级症状诊断模式可作简易筛查,便于在血压显著升高患者中筛选可疑高血压急症患者进行进一步评估。同时需询问患者有无阵发性头痛、心悸、阵发性肌无力和痉挛等继发性高血压症状。

二、高血压急症的治疗

1. 总体原则　监测血压及生命体征、酌情使用有效的镇静药消除患者恐惧心理,去除或纠正引起血压升高的诱因及病因。不同临床类型的降压目标、降压速度不尽相同。高血压急症以总体降压原则作为指导,在明确诊断后再根据不同疾病的降压目标和速度进行控制性降压。以阻止靶器官进一步损害,降低并发症并改善结局。

2. 早期降压原则

(1)初始阶段(1 h 内)血压控制目标为平均动脉压(MAP)的降低幅度不超过治疗前水平的 25%,但应根据患者基础血压及 HMOD 程度决定。

(2)在随后的 2~6 h 将血压降至较安全水平,一般为 160/100 mmHg 左右,但需根据不同疾病的降压目标和降压速度进行后续血压管理。

(3)当病情稳定后,24~48 h 血压逐渐降至正常水平。

(4)遵循迅速平稳降压、控制性降压、合理选择降压药的原则,根据不同类型特点使用一种或联合使用静脉降压药控制性降压。

3. 不同临床类型高血压急症的降压原则

(1)ACS 高血压急症:发生 ACS 患者应当严格控制血压和心率,主要目的是降低心脏后负荷,减少心肌耗氧量,改善心肌缺血。建议 ACS 患者血压控制在 130/80 mmHg 以下,但维持舒张压>60 mmHg。首选药物为硝酸酯类、β 受体阻滞剂;还可以选用乌拉地尔、ACEI、ARB、利尿剂。ACS 患者不推荐应用硝普钠降压,因其可能引起冠状动脉窃血,并诱发反射性心动过速,增加心肌耗氧量及心肌梗死后损伤。

(2)主动脉夹层:主动脉夹层治疗的关

键是快速降低血压和控制心率,减小主动脉壁压力及病变进展。原则上在不影响重要脏器灌注的情况下快速把血压和心率降至尽可能低的水平。目标收缩压至少<120 mmHg,心率 50~60 次/min。推荐首先使用 β 受体阻滞剂,同时可联合硝普钠、尼卡地平、乌拉地尔等药物把血压和心率控制到目标水平。

(3)急性心力衰竭:急性心力衰竭发作时降低心脏前后负荷、减轻心脏负担是治疗关键所在,合并血压升高时应尽快降压,在初始 1 h 内 MAP 的降低幅度不超过治疗前水平的 25%,目标收缩压<140 mmHg,但不低于 120/70 mmHg。推荐在联合使用利尿剂基础上,使用扩血管药物硝普钠、硝酸酯类、乌拉地尔和 ACEI、ARB。

(4)急性缺血性脑卒中:急性缺血性脑卒中溶栓患者血压建议在 1 h 内将 MAP 降低 15%,血压控制在<180/110 mmHg;不溶栓患者降压应谨慎,当收缩压>220 mmHg 或舒张压>120 mmHg,或者合并其他靶器官损害时可控制性降压,在第 1 个 24 h 内将 MAP 降低 15% 被认为是安全的,但收缩压不宜低于 160 mmHg;降压建议使用拉贝洛尔、尼卡地平、硝普钠。

(5)急性出血性脑卒中:卒中急性出血性脑患者在没有明显禁忌证情况下,把收缩压维持在 130~180 mmHg。降压药可选择拉贝洛尔、尼卡地平、乌拉地尔,可联合甘露醇等脱水治疗。必要时应用硝普钠,但是该药不仅会增高颅内压,还会降低脑灌注压,因此合并颅内压增高患者禁用硝普钠。

蛛网膜下隙出血(SAH)分为外伤性和非外伤性,后者主要原因是动脉瘤破裂。SAH 患者建议血压维持在高于基础血压20% 左右,动脉瘤手术后收缩压可维持在140～160 mmHg。推荐药物:尼卡地平、尼莫地平、乌拉地尔、拉贝洛尔。

(6)高血压脑病:高血压脑病血压急剧升高时,第 1 小时将 MAP 降低 20%～25%,初步降压目标 160～180/100～110 mmHg,病情平稳后逐渐降至正常水平。推荐降压药物有拉贝洛尔、尼卡地平、硝普钠,可联合使用脱水降颅压药物甘露醇等。合并抽搐的高血压性脑病患者需同时给予抗惊厥药物。

(7)恶性高血压:恶性高血压可同时存在急性肾衰竭和(或)血栓性微血管病(TMA),其降压速度不宜过快,建议数小时内将 MAP 降低 20%～25%,待病情稳定后再逐渐降至正常。推荐药物包括拉贝洛尔、尼卡地平、乌拉地尔。

(8)其他类型高血压急症

1)嗜铬细胞瘤危象推荐术前 24 h 血压控制在 160/90 mmHg 以下,控制血压首选 α 受体阻滞剂如酚妥拉明、乌拉地尔,也可选择硝普钠、尼卡地平。当合并心动过速和心律失常时可联合应用β受体阻滞剂,但不推荐单独使用β受体阻滞剂。手术切除肿瘤是根本的治疗方法。

2)围术期高血压急症:患者年龄≥60岁时,血压控制目标<150/90 mmHg;年龄<60岁的围术期高血压患者,血压控制目标<140/90 mmHg。术中血压波动幅度不超过基础血压的30%。目前尚无延期手术的高血压阈值,原则上轻、中度高血压(<180 mmHg)须不影响手术进行。药物推荐短效β受体阻滞剂(艾司洛尔)、乌拉地尔等。

3)重度子痫前期和子痫:详见妊娠期高血压疾病。

4.高血压急症后续降压处理　高血压急症经静脉降压治疗后血压达到目标值,且靶器官功能平稳后,应考虑逐渐过渡到口服用药。口服用药应依据具体药物起效时间与静脉用药在一定时间内重叠使用,而不应等待静脉用药撤除后才开始应用。静脉用药停止后,可适当保留静脉通道一段时间,以备血压反弹而需再次静脉使用降压药。降压药剂型改变过渡期间应严密监测各项生命体征及靶器官功能变化。

(杨　帆　王珊珊)

第八节　高血压合并高脂血症

高血压患者超过半数合并血脂异常。高血压合并高脂血症患者加速动脉粥样硬化进程,增加心血管疾病风险。因此,在高血压合并高脂血症患者的治疗中,降压达标同时降低血低密度脂蛋白胆固醇水平(LDL-C)是预防和治疗动脉粥样硬化性心血管疾病(ASCVD)的基石。高血压患者降压联合降脂治疗的获益远超单独降压或降脂治疗。

一、生活方式干预

对于高血压合并血脂异常的患者,不论是否启动药物治疗,均应倡导健康的生活方式,建议低脂、低盐饮食,不建议饮酒,严格戒烟,规律运动,控制体重,保持心态平衡及足够的睡眠。健康的生活方式有助于控制血压及血脂,并能预防及延缓心血管疾病的发生及发展。

二、血压管理

1. 控制目标　一般血压应降至<140/90 mmHg;对于合并多种危险因素的,结合患者的危险分层,在可耐受的情况下,尽量将血压控制在<130/80 mmHg。≥75 岁的老年

患者可考虑<140/90 mmHg。

2.降压药物的选择　高血压合并高脂血症患者,首选对血脂影响比较小的药物。

(1)钙通道阻滞剂(CCB):首选长效CCB,不仅可有效降压,还具有直接的抗动脉粥样硬化的作用。

(2)血管紧张素转换酶抑制剂(ACEI)和血管紧张素Ⅱ受体阻滞剂(ARB):足量ACEI或ARB能够有效控制血压,延缓和逆转血管和心脏重构,对血管和心脏具有保护作用。

(3)噻嗪类利尿剂:大剂量噻嗪类利尿剂可能影响脂代谢,但小剂量噻嗪类利尿剂对脂质代谢影响较小。当血脂异常患者血压不达标时,仍可选择小剂量噻嗪类利尿剂与其他降压药物联合应用。

(4)β受体阻滞剂:传统β受体阻滞剂可能影响血脂代谢,但新型β受体阻滞剂(如卡维地洛、拉贝洛尔、阿罗洛尔、奈必洛尔)对脂代谢的影响是中性的。

三、血脂管理

1.降脂靶点　首选降低LDL-C药物。若甘油三酯严重升高(>5.6 mmol/L),为降低急性胰腺炎风险,可以选择降低甘油三酯药物。

2.降脂目标值及药物选择　高血压患者

需根据 ASCVD 危险分层制定降脂目标值。

（1）ASCVD 超高危的高血压患者：目标值 LDL-C<1.4 mmol/L 且较基线降幅超过 50%，2 年内发生 2 次主要心血管事件者，可下调 LDL-C 至<1.0 mmol/L 且较基线降幅超过 50%。推荐起始即采用他汀联合非他汀类降脂药物治疗，4～6 周后 LDL-C 不达标者，可采用他汀+依折麦布+PCSK9 抑制剂。对他汀不能耐受的患者，可直接采用 PCSK9 抑制剂或加用依折麦布。

（2）ASCVD 极高危或高危的高血压患者：目标值 LDL-C<1.8 mmol/L 或降幅>30%～50%。建议中等强度他汀类药物治疗，对他汀类药物治疗后 LDL-C 不达标者，可加用依折麦布。对他汀类药物+依折麦布联合治疗仍不能达标者，可考虑加用 PCSK9 抑制剂治疗。若患者未用他汀类药物，且 LDL-C 已经达标的患者，仍建议启动他汀类药物治疗，以进一步降低 30%～40% 的 LDL-C 水平。不能耐受他汀者，可考虑采用 PCSK9 抑制剂进行治疗。

（3）ASCVD 中危的高血压患者：目标值 LDL-C<2.6 mmol/L，如不达标，在生活方式干预基础上可启动中等强度他汀类药物治疗。他汀治疗后 LDL-C 不达标者，可考虑他汀类药物+依折麦布治疗。若年龄<55 岁、LDL-C<2.6 mmol/L，进行余生 ASCVD 风险

评估,对高危者应启动他汀治疗。

(4) ASCVD 低危的高血压患者:目标值 LDL-C<3.4 mmol/L,非药物(生活方式)干预 3～6 个月,如 LDL-C 在目标水平以下,可继续进行非药物干预,之后每 6 个月～1 年复查一次血脂。非药物治疗后 LDL-C 不能达标者,可考虑加用中等强度他汀类药物进行治疗。

(李志娟　刘　玉　张清慧)

第五章 | 继发性高血压诊疗

第一节　原发性醛固酮增多症

原发性醛固酮增多症(PA)是继发性高血压的常见病因。随着临床诊断方法的不断成熟,近年来高血压人群中的检出率在5%～10%,其中9%～37%的PA患者会出现低钾血症。研究发现,醛固酮过多是导致心肌肥厚、心力衰竭和肾功能受损的重要危险因素,与原发性高血压患者相比,PA患者心脏、肾脏等高血压靶器官损害更为严重。PA可治疗且有可能被治愈,因此早期诊断、早期治疗至关重要。

一、定义

PA是指由肾上腺皮质自主分泌过多的醛固酮,导致体内潴钠排钾,血容量增多,肾素-血管紧张素系统活性受抑制,临床主要表现为高血压、低血钾、低血浆肾素及高醛固酮水平。

PA 根据病因的不同可分为 6 型,见表 5-1。

表 5-1　PA 病因分类及构成比

病因	构成比
醛固酮瘤	35%
特发性醛固酮增多症	60%
原发性肾上腺皮质增生	2%
家族性醛固酮增多症	
糖皮质激素可抑制性醛固酮增多症	<1%
家族性醛固酮增多症 Ⅱ 型(CLCN2)	<6%
家族性醛固酮增多症 Ⅲ 型(KCNJ5)	<1%
家族性醛固酮增多症 Ⅳ 型(CACNA1H)	<1%
分泌醛固酮的肾上腺皮质癌	<1%
异位醛固酮分泌瘤	<0.1%

二、诊断

1. 筛查对象

(1)持续性高血压(>150/100 mmHg);使用 3 种常规降压药(包括利尿剂)无法控制血压(>140/90 mmHg)的患者;使用≥4 种降压药才能控制血压(<140/90 mmHg)的患者及新诊断的高血压患者。

(2)高血压伴有自发或利尿剂所致的低钾血症的患者。

(3)高血压伴有肾上腺髓质瘤的患者。

（4）早发性高血压家族史或早发（<40岁）脑血管意外家族史的高血压患者。

（5）PA患者中存在高血压的一级亲属。

（6）高血压合并阻塞性睡眠呼吸暂停综合征的患者。

（7）心房颤动（不能用结构性心脏病或甲状腺功能亢进等其他疾病解释的心房颤动）。

2. 筛查试验 立位血浆醛固酮与肾素（活性）的比值（ARR = aldosteroneto renin ratio）是目前可用的最可靠的PA筛查手段，优于单纯的钾、醛固酮（两者都具有低灵敏度）或肾素（较低特异性）检测。

（1）ARR影响因素：众多，故取血前应充分做好筛查前准备，见表5-2。

表5-2　导致ARR假阳性或假阴性原因

因素	对醛固酮影响	对肾素影响	对ARR影响
药物因素			
β受体阻滞剂	↓	↓↓	↑（假阳性）
中枢α₂受体阻滞剂	↓	↓↓	↑（假阳性）
非甾体抗炎药	↓	↓↓	↑（假阳性）
排钾利尿剂	→↑	↑↑	↓（假阴性）
潴钾利尿剂	↑	↑↑	↓（假阴性）
ACEI	↓	↑↑	↓（假阴性）
ARB	↓	↑↑	↓（假阴性）
二氢吡啶类CCB	→↓	↑	↓（假阴性）

因素	对醛固酮影响	对肾素影响	对 ARR 影响
血钾状态			
低血钾	↓	→↑	↓（假阴性）
高血钾	↑	→↓	↑（假阳性）
钠盐摄入			
低钠饮食	↑	↑↑	↓（假阴性）
高钠饮食	↓	↓↓	↑（假阳性）
年龄增长	↓	↓↓	↑（假阳性）
其他因素			
肾功能不全	→	↓	↑（假阳性）
妊娠	↑	↑↑	↓（假阴性）
肾血管性高血压	↑	↑↑	↓（假阴性）
恶性高血压	↑	↑↑	↓（假阴性）

注：ARR，血浆醛固酮与肾素活性比值；ACEI，血管紧张素转换酶抑制剂；ARB，血管紧张素 Ⅱ 受体阻滞剂；CCB，钙通道阻滞剂。

（2）筛查前准备

1）尽量纠正低钾血症。

2）不限制钠盐摄入。

3）停用下列明显影响 ARR 的药物至少 4 周：螺内酯、依普利酮、阿米洛利、氨苯蝶啶；排钾利尿剂；源于甘草的物质（如甜甘草糖、咀嚼烟草）。

4）下列药物至少停用 2 周：β 受体阻滞剂、中枢 α_2 受体激动剂（如可乐定、α 甲基多巴）、NSAID、ACEI、ARB、肾素抑制剂、二氢吡啶类 CCB 等。

5）根据控制血压需要，可开始应用对 ARR 影响较小的药物（如维拉帕米缓释片、地尔硫革、肼屈嗪、哌唑嗪、特拉唑嗪、多沙唑嗪等）。

6）口服避孕药及人工激素替代治疗可能会降低直接肾素浓度（DRC），但一般无需停服避孕药，除非有更好、更安全的避孕措施。

7）如患者年龄大于 65 岁，其肾素活性较青年人低，以致 ARR 增高。

8）肾功能不全也可导致 ARR 假阳性。

（3）采血条件：清晨起床后保持非卧位状态（可以坐位、站立或者行走）至少 2 h 再静坐 5～15 min 后采血。待测血浆肾素活性（PRA）的标本需保持冰浴，而待测肾素浓度（DRC）的标本在送检过程中需保存室温，标本送至实验室后立即离心，分离血浆，快速冻存，以备测定。

（4）结果判读：当检测的肾素活性和醛固酮浓度单位分别是"ng/（mL·h）"和"ng/dL"时，最常用的 ARR 切点为30；当检测的肾素浓度和醛固酮浓度单位分别是"mU/L"和"ng/dL"时，最常用的 ARR 切点为 3.7，见表 5-3。

表 5-3 不同单位醛固酮、PRA、DRC 计算而得 ARR 常用切点

醛固酮	PRA		DRC	
	ng/(mL·h)	pmol/(L·min)	mU/L	ng/L
ng/dL	20	1.6	2.4	3.8
	30	2.5	3.7	57
	40	3.1	4.9	7.7
pg/mL	750	60	91	144
	1000	80	122	192

注:PRA,血浆肾素活性;DRC,直接肾素浓度;ARR,血浆醛固酮与肾素活性比值。

3. 确诊试验 对于 ARR 阳性患者推荐进行≥1 种确诊试验以明确诊断,不建议在明确诊断前直接进行疾病亚型分型。但对于合并自发性低钾血症、血浆肾素水平低于可检测水平且醛固酮>20 ng/dL 的患者,建议直接诊断原醛症而无需进行额外的确诊试验。目前主要有 4 种确诊试验,包括口服高钠饮食、氟氢可的松试验、生理盐水试验及卡托普利试验,目前临床常用的是生理盐水试验及卡托普利试验。

(1)生理盐水实验:试验前必须卧床休息 1 h,然后在 4 h 内持续静滴 0.9% 氯化钠注射液 2 L;试验在晨 8:00—9:00 开始,整个过程需监测血压和心率变化。在输注前及输注后分别采血,然后测血浆肾素活性、血

醛固酮、血皮质醇及血钾。生理盐水试验后血醛固酮大于 10 ng/dL PA 诊断明确,小于 5 ng/dL 排除原醛症。

（2）卡托普利试验:坐位或站位 1 h 后,口服 50 mg 卡托普利,服药前及服药后 1 h、2 h 测定血浆肾素活性、血醛固酮、皮质醇,试验期间患者需始终保持坐位。正常人卡托普利抑制试验 2 h 后血醛固酮浓度下降大于 30%,而 PA 患者血醛固酮不受抑制。国内学者提出,卡托普利试验后 2 h 醛固酮最佳诊断切点为 11 ng/dL,灵敏度和特异度均为 90%。

4.定位诊断　肾上腺 CT 薄层扫描:明确有无肾上腺增生或结节。APA 典型表现为单侧肾上腺腺瘤,直径<2 cm,呈圆形或椭圆形,边界清楚,周边环状强化,平扫示肿块密度均匀、偏低,增强后轻度强化。腺瘤同侧及对侧肾上腺无萎缩性改变。IHA 在 CT 上的表现包括:①双侧肾上腺正常;②双侧或单侧肾上腺增粗;③单侧肾上腺结节,密度类似正常肾上腺或稍低;④双侧肾上腺多个小结节。分泌醛固酮的肾上腺皮质癌直径常大于 4 cm。

5.肾上腺静脉采血（AVS）检查　AVS 检查是 PA 的分型及定位诊断的"金标准"。

6.基因检测　如确诊原醛症患者年龄在 20 岁以下、有 PA 或早发卒中家族史者,则建议完善基因检测。

三、治疗

1. 手术治疗 APA、单侧肾上腺皮质增生和肾上腺癌首选腹腔镜下单侧肾上腺切除；IHA 可行肾上腺部分切除，但疗效不确定，建议首选药物治疗。部分患者不适合或不耐受手术者可考虑肾上腺化学消融介入治疗。

2. 药物治疗 适用于 IHA 或手术后复发或不愿意接受手术治疗的患者，可应用醛固酮受体拮抗剂螺内酯，常用剂量为 20 ~ 60 mg/d，指南推荐最大剂量为 100 mg/d。注意监测血钾，调整剂量。低血钾多可很快纠正，血压恢复正常则需 4 ~ 8 周。螺内酯阻断睾酮合成及雄激素的外周作用，可导致阳痿、性欲减退、男性乳房发育或女性月经紊乱。不能耐受的患者可改用选择性醛固酮受体拮抗剂依普利酮治疗。另外也可选用阿米洛利，通过阻断肾远曲小管的 Na^+ 通道，促进 Na^+ 和 H^+ 的排泄，降低 K^+ 的排出，必要时可合用 CCB 或 RASI（ACEI 和 ARB）。如为 GRA，可应用地塞米松或泼尼松。成人地塞米松起始剂量为 0.125 ~ 0.250 mg/d，泼尼松起始剂量为 2.5 ~ 5.0 mg/d，建议睡前服用。注意使用可维持血压和正常血钾水平的最低剂量，必要时可合用醛固酮受体拮抗剂。

（李 玲 孙小淋）

第二节　肾血管性高血压

肾血管性高血压(RAS)是单侧或双侧肾动脉主干或分支狭窄引起的高血压,一般认为RAS不足高血压人群的5%。50岁以后主要病因是肾动脉粥样硬化,年轻人主要病因为肾动脉纤维肌性发育不良和大动脉炎。

一、病理生理特点

肾动脉狭窄可导致肾实质缺血,激活RAAS,外周血管收缩、水钠潴留等多种升压机制导致血压升高。

二、临床表现

肾血管性高血压常呈如下特点:血压正常者(特别是年轻女性)出现高血压后即迅速进展;原有高血压的中老年患者血压近期迅速恶化,舒张压明显升高。重症患者可出现恶性高血压,常需要多种降压药物控制。部分患者出现反复发作急性肺水肿,甚至发生急性肾衰竭,15%的患者因血浆醛固酮增多,可出现轻度低钾血症。

三、筛查人群及临床诊断要点

1. 筛查 RAS 的人群

（1）有 ASCVD 史。

（2）早发（年龄<40 岁）高血压。

（3）持续血压≥160/100 mmHg；既往血压控制良好，在未改变降压药物且无其他原因的情况下血压突然难以控制。

（4）LVEF 正常，但反复出现一过性肺水肿。

（5）难治性高血压。

（6）体格检查发现脐周血管杂音。

（7）使用降压药物（尤其是 ACEI/ARB）后血肌酐明显升高或血压明显下降。

（8）单侧肾萎缩。

（9）低钾血症。

2. 诊断要点　　RAS 的病因诊断一般分为两类：动脉粥样硬化性和非动脉粥样硬化性。大多数 RAS 由动脉粥样硬化所致，多见于有多种心血管危险因素的老年人。非动脉粥样硬化性 RAS 包括：大动脉炎、纤维肌性发育不良（FMD）、血栓、栓塞、主动脉夹层累及、外伤、先天性肾动脉发育异常、结节性多动脉炎、白塞综合征、放射治疗后瘢痕、周围组织肿瘤以及束带压迫等，以大动脉炎和 FMD 最为常见。实验室检查中可见血肌酐正常或轻度升高、部分患者血钾轻度降低,肾脏超声提示双肾大小不一致,肾血管超声及肾动脉 CT/MRA 可提供肾动脉狭窄的解剖学诊断。肾动脉造影是诊断肾动脉狭窄的"金标准"。

四、治疗

肾血管性高血压治疗的目的主要是降低血压和保护肾功能。

1. 病因治疗　动脉粥样硬化的病因治疗主要针对危险因素,包括戒烟、降脂、控制血压、抗血小板和降糖治疗等,重点是降脂治疗。需要指出的是,如果 RAS 已导致肾血管性高血压和(或)缺血性肾病,应归属为极高危人群,建议强化降脂,目标为低密度脂蛋白胆固醇≤1.80 mmol/L。大动脉炎的初始病因至今尚不清楚,治疗主要针对血管壁非特异性炎症。

2. 降压治疗　药物降压是肾血管性高血压的基础治疗,可选用的药物有 ACEL/ARB、钙通道阻滞剂、β 受体阻滞剂等。单侧肾动脉狭窄呈高肾素者首选 ACEI 或 ARB,但这类药物有可能使单功能肾或双侧 RAS 患者的肾功能恶化,因此 ACEI/ARB 可用于单侧 RAS,而单功能肾或双侧 RAS 慎用。密切监测尿量和肾功能,如服药后尿量锐减或血清肌酐快速上升超过 0.5 mg/dL 或较基础值升高≥30% 或尿量减少,表明已发生急性肾功能不全,应立刻减量或停药,一般肾功能均能恢复;利尿剂激活肾素释放,一般不主张用于肾血管性高血压,但患者如合并原发性高血压、肺水肿或心力衰竭,仍可选用。

3. 肾动脉血运重建　如患肾出现萎缩趋势或肾功能明显下降,或者药物治疗血压难以控制,则有血运重建的指征。肾动脉血运重建术包括单纯球囊扩张术、支架置入术和外科手术。选用何种手术方式取决于肾动脉狭窄的病因,如纤维肌性发育不良可单纯进行球囊扩张,而动脉粥样硬化性病变则首选经皮肾动脉支架置入术(PTRA),大动脉炎患者在介入治疗前必须判断炎症活动状态。外科手术可解除肾动脉的解剖异常,适合伴有血管闭塞或动脉瘤的病人,手术方式包括动脉内膜切除术、旁路搭桥术及自身肾移植术,以使病肾重新获得血供。若病肾已无功能,可考虑肾切除,以控制顽固性高血压。

(余淑华　李　玲)

第三节　肾性高血压

肾脏是人体血压调节的最重要脏器之一,肾实质性疾病和肾血管性疾病引起的高血压统称为肾性高血压,本节主要介绍肾实质性疾病导致的肾性高血压的筛查问题。

一、肾性高血压的机制和特点

1.肾实质性疾病病种 临床上常见的肾实质性疾病包括急性肾小球肾炎、慢性肾小球肾炎、肾盂肾炎、狼疮性肾炎、多囊肾、肾盂积水、间质性肾炎、结缔组织病、糖尿病肾病等,也包括放射性肾炎、痛风性肾病、肾淀粉样变性、肾先天性异常、遗传性肾病、肾素分泌性肿瘤、肾脏肿瘤等少见病种。

2.肾性高血压机制 肾实质性高血压的发生主要是由于肾单位大量丢失,导致水钠潴留和细胞外容量增加,以及肾脏 RAAS 激活与排钠减少。高血压又进一步升高肾小球囊内压力,形成恶性循环,加重肾脏病变。

3.肾性高血压临床特点

(1)原发肾病症状和体征:典型病例可有水肿、肉眼血尿、蛋白尿、腰痛、发热及乏力等肾脏疾病症状及体征。

(2)血压特点:血压正常节律消失,夜间收缩压水平升高、日间舒张压水平低、脉压大,血压变异性大;多表现为难治性高血压,血压控制难度大,控制率较低,并且容易进展为高血压急症、亚急症;常同时合并多个靶器官损害:如左心室肥厚劳损、冠状动脉粥样硬化性心脏病、卒中发生率高、眼底病变、糖脂代谢紊乱、尿酸升高、贫血等。

二、高血压肾损害与肾性高血压的鉴别

高血压与肾功能损害相辅相成、相互影响,因此对两者进行鉴别后得到准确的诊断,可以为后期治疗提供有效的依据。高血压肾损害多有以下特点。

(1)发病年龄多在 40 ~ 50 岁,出现肾脏损害前已有 5 ~ 10 年的持续性高血压病史。

(2)肾脏损害进展缓慢,出现远段肾小管功能浓缩损失早于肾小球功能损失。

(3)多数病例蛋白尿轻,尿沉渣镜检有形成分少。

(4)常伴高血压视网膜病变。

(5)除外原发性、继发性肾脏疾病。

从以上方面鉴别,仍有部分患者不能明确是否为高血压肾损害,此时以控制血压、控制蛋白尿等肾损害为主要诊疗任务。

三、相关检验检查

1. 常用的检验　血、尿常规及尿沉渣显微镜检查,血肌酐、尿素氮、血尿酸,抗链"O"、病毒指标(乙肝抗原抗体、丙肝抗体、HIV 相关检测)、甲状旁腺激素、尿微量白蛋白/肌酐比值(ACR)、24 h 尿蛋白定量、尿蛋白免疫电泳、补体检测、抗中性粒细胞胞浆

抗体（ANCA）、GBM 抗体、抗双链脱氧核糖核酸抗体（dsDNA）、抗核抗体（ANA）、血尿游离轻链定量、抗 ENA 抗体。

不同类型肾实质病变会产生不同的实验室检验结果：慢性肾小球肾炎尿中有大量蛋白尿，常有红细胞及管型，出现贫血和肾功能受损；慢性肾盂肾炎多有尿路感染史，尿细菌培养阳性，尿中有少量红细胞蛋白及大量白细胞；急性肾小球肾炎及急进性肾炎多有上呼吸道感染指标的异常，尿中出现中到大量红细胞、少中量蛋白尿。

2. 其他辅助检查

（1）肾脏形态学检查：肾脏超声可提供肾脏大小、形态及肾实质厚度、有无积水等相关信息，并且为无创、易操作性检查。肾脏 MR、CT、核素扫描也可提供形态学及部分功能学检查。

（2）肾穿刺活检：肾穿刺活检可明确肾脏病理类型，对后期肾病治疗提供依据。

（3）动脉硬化检查：如脉搏波传导速度（PWV）、踝肱指数（ABI），检查颈动脉、下肢动脉超声检查，眼底检查，尽量避免应用造影剂。

四、治疗

肾实质性高血压必须严格限制钠盐摄入，每天<3 g；通常需要联合使用降压药物治

疗,将血压控制在 130/80 mmHg 以下;如果不存在使用禁忌证,联合治疗方案中一般应包括 ACEI 或 ARB,有利于减少尿蛋白,延缓肾功能恶化。

1. ACEI/ARB、CCB、α 受体阻滞剂、β 受体阻滞剂、利尿剂都可以作为初始选择药物;初始降压治疗应包括一种 ACEI 或 ARB,单独或联合其他降压药。RASI 治疗后,若出现血钾>5.5 mmol/L、血肌酐升高>30% 或 eGFR 下降>25%,并排除容量不足、合并用药等可能的原因后,应考虑减量或停用 RASI。

2. GFR>30 mL/(min · 1.73 m^2)(CKD 1～3 期)患者,噻嗪类利尿剂有效;GFR<30 mL/(min · 1.73 m^2)(CKD 4～5 期)患者可用袢利尿剂。醛固酮拮抗剂与 ACEI 或 ARB 联用可能加速肾功能恶化和发生高钾血症的风险。

(李胜利 李 帅 董文咏)

第四节 睡眠呼吸暂停相关性高血压

睡眠呼吸暂停低通气综合征是指各种原因导致睡眠状态下反复出现呼吸暂停和低通气现象,使机体发生一系列病理生理改变的临床综合征,可出现肺动脉高压、高血压、心律失常等严重并发症。成人睡眠呼吸暂停低通气综合征包括阻塞型睡眠呼吸暂停综合征（OSAHS）、中枢型睡眠呼吸暂停综合征、混合型睡眠呼吸暂停综合征等。临床上以 OSAHS 最为常见。

在一些血压控制不良的患者中，OSAHS 是导致顽固性高血压的重要原因。多项研究证实，OSAHS 可以导致和（或）加重高血压，与 OSAHS 相关联的高血压称为 OSAHS 相关性高血压。

一、OSAHS 相关性高血压高危人群的识别

在患者血压增高的同时，如有以下情况应警惕是否存在睡眠呼吸暂停：①肥胖；②伴鼻咽及颌面部解剖结构异常；③睡眠过程中打鼾，白天嗜睡明显，晨起头痛、口干；④顽固性高血压或隐匿性高血压，晨起高血压，或者血压节律呈非勺形或反勺形改变的高血压；⑤夜间反复发作难以控制的心绞痛；⑥夜间难以纠正的心律失常；⑦顽固性充血性心力衰竭；⑧顽固性难治性糖尿病及胰岛素抵抗；⑨不明原因的肺动脉高压；⑩不明原因的夜间憋醒或夜间发作性疾病。

二、体格检查

体格检查包括一般状况的体格检查和颌面部、鼻咽部解剖异常的检查。一般状况

的体格检查包括患者的身高、体重、颈围、腹围等的测量,计算 BMI,以判断患者的肥胖程度;颌面部、鼻咽部解剖异常应请耳鼻喉科协助检查。

三、实验室检查

1. 多导睡眠图监测 多导睡眠图监测(PSG)监测是诊断 OSAHS 的"金标准",包括双导联脑电图、双导联眼电图、下颌肌电图、心电图、口鼻呼吸气流、胸腹呼吸运动、血氧饱和度(SpO_2)、体位、鼾声及胫前肌肌电图(EMG)等。正规睡眠监测一般需监测时长 ≥ 7 h。

PSG 应用指征:①临床上怀疑为 OSAHS 相关高血压患者,如睡眠打鼾、肥胖、白天嗜睡和鼻咽口腔解剖结构异常,同时伴随血压的特征性改变;②临床上其他症状体征支持患有睡眠呼吸障碍,如夜间哮喘或神经肌肉疾患影响睡眠。

2. 24 h 动态血压监测(ABPM) 可 PSG 同时进行 ABPM,以了解血压随呼吸暂停缺氧程度的变化。

3. 其他实验室检查 包括血常规、动脉血气分析、血脂、血糖、X 射线胸片、X 射线头影测量、心电图、心脏超声等。

四、诊断

1. 高血压诊断 依据《中国高血压防治

指南诊断标准》进行高血压的诊断。

2. OSAHS 诊断　根据病史、体征和 PSG 监测结果进行诊断。诊断标准是临床有典型的夜间睡眠打鼾伴呼吸暂停、日间嗜睡（ESS 评分≥9 分）等症状,查体可见上气道任何部位的狭窄及阻塞,呼吸暂停低通气指数（AHI）≥5 次/h 者。

3. 阻塞型睡眠呼吸暂停病情分度　根据 AHI 和夜间最低 SpO_2 将 OSAHS 分为轻、中、重度,其中以 AHI 作为主要判断指标,夜间最低 SpO_2 作为参考。

五、治疗

OSAHS 的治疗非常重要,其对于血压的控制起着"相辅相成"的作用。

1. 病因治疗　纠正引起 OSAHS 或使之加重的基础疾病,如应用甲状腺素治疗甲状腺功能减退等。

2. 改变生活方式　生活方式的改变是睡眠呼吸暂相关性高血压治疗的基础,一般包括减肥、戒烟、戒酒、白天避免过于劳累、慎用镇静催眠药及其他可引起或加重 OSAHS 的药物、改仰卧位为侧卧位睡眠等。

3. 无创气道正压通气治疗　是目前成人 OSAHS 疗效最为肯定的治疗方法,包括普通持续正压通气（CPAP）及智能型 CPAP 通气和双水平气道正压（BiPAP）通气,以

CPAP 最为常用。

CPAP 的适应证:①中、重度 OSAHS 患者(AHI>15 次/h);②轻度 OSAHS(AHI 5 ~ 15 次/h)患者,但症状明显(如白天嗜睡、认知障碍、抑郁等),合并或并发心脑血管疾病和糖尿病等;③手术前后的辅助治疗和手术失败者的非手术治疗;④口腔矫正器治疗后仍存在 OSAHS 者。

4. 口腔矫正器　适用于单纯鼾症及轻中度的 OSAHS 患者,特别是有下颌后缩者。对于不能耐受 CPAP、不能手术或手术效果不佳者可以试用,也可作为 CPAP 治疗的补充治疗。

5. 外科治疗　仅适合于手术确实可以解除上气道阻塞的患者,需要严格掌握手术适应证。可选用的手术方式包括悬雍垂腭咽成形术(UPPP)及改良术、下颌骨前徙术及颌面部前徙加舌骨肌切断悬吊术。外科治疗仅适合于上气道口咽部阻塞并且 AHI<20 次/h 者。

6. 药物治疗

(1)抗高血压药物治疗:对于 OSAHS 相关性高血压患者,抗高血压治疗是有益的。可选用的药物:①首先推荐肾素-血管紧张素系统阻滞剂类降压药物 ACEI 和(或)ARB,ACEI 能明显降低患者 24 h 收缩压和舒张压,对纠正患者血压昼夜节律紊乱具有良好的影响。②钙通道阻滞剂(CCB)虽有一定的治疗作用,但对快速眼动(REM)睡眠期的血压无明显降低作用。不宜选用的药物:①β受体阻滞剂可使支气管收缩而增加呼吸道阻力致夜间缺氧更加严重,应慎用可导致心率减慢和心脏传导阻滞作用的β受体阻滞剂。②可乐定可加重OSAHS,不宜选用。

(2)抗血小板治疗:OSAHS相关性高血压患者血液黏稠度增高,应给予抗血小板治疗。

(谢桥涛 吴 莉)

第五节 嗜铬细胞瘤/副神经节瘤

嗜铬细胞瘤(PCC)是一种起源于肾上腺髓质嗜铬细胞的神经内分泌肿瘤,副神经节瘤(PGL)是一种起源于肾上腺外嗜铬细胞(脊柱旁交感神经节、胸部、腹部、骨盆)和副交感神经节(颈部及颅底的舌咽神经、迷走神经)的神经内分泌肿瘤。PCC、PGL可合成、分泌、释放大量儿茶酚胺类物质,如去甲肾上腺素、肾上腺素和多巴胺,两者合称为PPGL。

一、流行病学及遗传学特征

PPGL 是一种罕见的神经内分泌肿瘤,目前国内尚无发病率或患病率的确切数据。PPGL 在各年龄段均可发病,平均诊断年龄为 40~50 岁,男女发病率基本相同。PPGL 的发生多与基因突变有关,约 50% 的患者有基因突变,包括胚系突变、肿瘤体系突变、基因胚胎系突变。

二、病理机制

PPGL 起源于胚胎外胚层神经嵴的细胞,神经嵴发育为交感神经节(肾上腺髓质和嗜铬组织)和副交感神经节(颈动脉体)。肾上腺髓质主要以肾上腺素(约 80%)的形式分泌儿茶酚胺,其余以去甲肾上腺素和多巴胺的形式分泌。过量的儿茶酚胺是导致高血压和 PPGL 其他异常表现的主要因素。

三、临床表现

由于肿瘤发生在不同部位并持续性或阵发性分泌释放肾上腺素、去甲肾上腺和多巴胺,故患者临床表现多样。

1. 血压变化　高血压是主要临床表现,可为阵发性、持续性或在慢性持续性高血压基础上阵发性加重,约 70% 的患者在高血压的基础上合并体位性低血压,极少数患者血压完全正常。头痛、心悸、多汗是 PPGL 患者高血压发作时最常见的三联征(40% ~ 48%),诊断 PPGL 的特异度为 95%。

2. PPGL 危象 PPGL 危象临床表现多样,如严重高血压、循环衰竭、休克或高低血压反复交替发作,多器官功能障碍,如心肌梗死、心律失常、扩张型心肌病、心源性休克、肺水肿和急性呼吸窘迫综合征等,严重者导致患者死亡。

3. 其他临床表现 PPGL 患者常伴有多系统的症状和体征。高儿茶酚胺血症可导致心肌损伤及心肌纤维化和心律失常等。扩张型心肌病或儿茶酚胺介导的心肌病是 PPGL 常见的并发症,发生率约 11%。高儿茶酚胺血症可使胃肠壁内血管发生增殖性及闭塞性动脉内膜炎。15% 的 PPGL 患者在查体时可触及腹部肿瘤。

五、诊断

PPGL 的诊断实际上包含 3 个方面,即定性诊断、影像学定位诊断及基因诊断。

1. 定性诊断 儿茶酚胺及其中间和终末代谢产物浓度增高是 PPGL 定性诊断的主要依据。包括测定血/尿儿茶酚胺原型物质去甲肾上腺素、肾上腺素、多巴胺(DA),中间代谢产物甲氧基去甲肾上腺素(NMN)及甲氧基肾上腺素(MN),二者总称 MNs,终末代谢产物香草基杏仁酸（VMA）、高香草酸（HVA）。MNs 为诊断指南和共识首先被推荐的特异性标记。MNs 的灵敏性和特异性优于 DA 和 VMA，检测 MNs 可明显提高 PPGL 的诊断灵敏度。

2. 影像学定位诊断　CT 扫描是 PPGL 定位的首选影像学检查。PPGL 在 CT 扫描上多表现为圆形或类圆形软组织影。MRI：PPGL 在 MRI 上表现为 T2 期高信号，呈"灯泡征"表现。CT 和 MRI 对 PPGL 诊断有相似的高灵敏性，但 MRI 对 PGL 敏感性更高。生长抑素受体显像对 PGL 定位的灵敏性高于 PCC。对头颈部 PGL 肿瘤定位，生长抑素受体显像明显优于放射性核素标记的间碘苄胍（[131]I-MIBG）。8 氟-多巴 PET/CT 对交感性 PGL 及多发性、转移性和（或）琥珀酸脱氢酶基因（SDHB）相关突变的 PPGL 的定位诊断方面优于[131]I-MIBG。

3. 基因诊断　如果患者有家族史，则优先检测相关基因。如患者没有明确家族史，依据患者的临床表现优先选择进行相应基因的检测。

六、鉴别诊断

嗜铬细胞瘤更应注意与以下疾病进行鉴别。

1. 原发性高血压　血、尿儿茶酚胺可正

常或稍高。可乐定抑制试验儿茶酚胺多可被抑制。

2. 肾性高血压　血肌酐和尿素氮升高。

3. 肾血管性高血压　可在患者腹部闻及血管杂音;肾动脉彩超和肾动脉造影可确诊。

4. 肾上腺髓质增生症　影像学检查可见肾上腺增生,未发现肿瘤;皮质腺瘤和醛固酮瘤:皮质醇和醛固酮及其代谢产物增加。

5. 甲状腺功能亢进　甲状腺功能异常。

6. 冠心病心绞痛发作　冠状动脉造影可见冠状动脉病变。

7. 神经母细胞瘤　肾上腺神经母细胞瘤最典型 CT 表现为肿瘤钙化和包绕腹膜后大血管及向对侧延伸浸润特性。

七、治疗

PPGL 的治疗主要包括内科一般治疗、降压治疗和手术治疗等。

1. 一般治疗　安静休息,高盐饮食,在监测血压的同时补充水分;避免对包块或可疑部位过重触压。随时做好处理高血压危象及急性心脑血管事件的准备。

2. 降压治疗　常用的术前降压药物有 α 受体阻滞剂、β 受体阻滞剂和钙通道阻滞剂。首选 α 受体阻滞剂,若血压仍控制不佳或合并心率过快可联用其他药物。但值得注意的是,不可单独应用 β 受体阻滞剂来降压或控制心动过速,因为应用了 β 受体阻滞剂以后会导致 α 受体过度的兴奋,容易出现高血压危象。所以如有需要使用 β 受体阻滞剂,必须在 α 受体阻滞剂开始使用 2 ~ 3 d 后启用。

3. 手术治疗　PPGL 诊断明确后应尽早手术切除肿瘤。

4. 高血压危象　静脉缓慢推注酚妥拉明,如效果不佳,也可静脉使用硝酸甘油、硝普钠、尼卡地平控制血压。

5. 转移性 PPGL 的治疗　手术仍然是转移性 PPGL 治疗的基石,可考虑^{131}I – MIBG、肽类受体介导的放射性核素治疗、抗肿瘤药物联合化疗、靶向治疗等。

八、预后及随访

非转移性 PPGL 患者手术后 5 年存活率 >95% ,复发率 <10% ,转移性嗜铬细胞瘤患者 5 年存活率 <50% 。PPGL 患者需终身随访,每年至少复查 1 次。儿童、青少年、有 PPGL 家族史、基因突变、肿瘤转移的患者则应 3 ~ 6 个月随访 1 次。随访内容包括血压、血/尿 MNs、儿茶酚胺、VMA、HVA 等检测,复查影像学检查,其直系亲属应行基因检测及定期检查。

(孔德慧　刘　敏　孙小淋)

第六节　药物相关性高血压

药物相关性高血压在临床用药过程中,某些药物具有导致高血压的作用,由于用药不当或者药物的副作用而导致的高血压称为药物相关性高血压。药物所致的高血压是医源性高血压的一种,由于引起高血压的药物很多,机制各异,个体间对这些药物的易感性差别较大,对这类高血压目前尚无系统分类,现根据常用药物种类分述如下。

一、糖皮质激素类药物与高血压

糖皮质激素类药物临床应用广泛,是目前治疗自身免疫病、过敏性疾病、严重感染、器官移植及某些血液系统疾病的重要药物,但其副作用较多,几乎都有不同程度的导致高血压作用。它们引起高血压的概率及严重程度主要取决于所用的药物种类、药物剂量及持续时间,特别是持续时间更为重要。如在抗休克治疗时,虽然所用药物剂量很大,但用药时间短,一般不容易引起高血压。

1. 导致高血压的机制

(1)水钠潴留:目前认为,水钠潴留是糖皮质激素类药物引起高血压的主要原因。糖皮质激素类药物可直接作用于肾远曲小管细胞,进而引起水钠潴留,同时又促使钾的排泄增多,引起低钾血症。糖皮质激素引起水钠潴留的程度不但取决于其剂量和疗程,还取决于所选用化合物的不同。如氢化可的松和泼尼松的盐皮质激素活性(即引起水钠潴留的能力)最大,约相当于醛固酮的1‰;强的松和强的松龙的盐皮质激素样活性却小得多,大剂量使用亦不引起明显的水钠潴留。

(2)允许作用:糖皮质激素本身对血管无直接作用,但其可以增加血管对去甲肾上腺素和血管紧张素升压作用的反应性(允许作用),提高血管的张力和维持血压,是其引起高血压的重要机制之一。

(3)促进血管紧张素原的产生:血管紧张素原是肾素的作用底物,主要来源于肝脏的糖蛋白,糖皮质激素能刺激血管紧张素原的生成,使血管紧张素Ⅱ的生成(AngⅡ)也增加,继而引起血压升高。

(4)诱发动脉粥样硬化:糖皮质激素可能干扰体内脂肪代谢,长期服用糖皮质激素可诱发并加速动脉粥样硬化,从而诱发冠心病。另外,还能引起细小血管栓塞症,血管弹性减退及坏死性血管炎等,在动脉硬化的基础上更容易发生高血压。

2. 诊断　应详细询问既往的病史及用药史,临床症状及体征类似肾上腺皮质功能亢进。但由于应用的糖皮质激素的种类、剂量、服药时间长短及患者反应性不同,临床表现和血压升高程度可有明显差异。

3. 治疗原则　临床确诊为应用糖皮质激素引起的高血压,应做如下处理。

(1)停药。若是由药物引起者一般不需特殊治疗,停药后血压可逐渐下降,轻者数月后血压可恢复正常。

(2)因病情所致不能停用糖皮质激素者,可选用抗炎作用比较强、水钠潴留作用弱的化合物,如强的松。同时采用低盐、高蛋白饮食,适当加服氯化钾可减轻症状。

(3)如果血压升高明显,停药 3 个月后血压仍高,可应用噻嗪类利尿剂,减轻容量负荷,使血压下降。其他如 ACEI、ARB、CCB等降压药物都可以联合使用。

二、甘草类制剂与高血压

甘草是广泛应用于临床的中草药之一,主要成分是甘草次酸、甘草甜素,甘草类制剂临床上被广泛用于保肝治疗。

1. 导致高血压的机制

(1)抑制糖皮质激素的生物转化:甘草及其制剂导致高血压的主要原因之一是抑制了 11β-羟化类固醇脱氢酶的活性,导致体内氢化可的松不能被转化为 11β-氧化代谢产物,致使大量糖皮质激素在肾脏内积累,增加肾小管对水钠重吸收,引起水钠潴留。醛固酮主要通过影响肾脏内的盐皮质激素受体调节水钠代谢,继而对血压产生影响。糖皮质激素可与盐皮质激素受体结合而发挥盐皮质激素样的作用。当长期或大剂量应用甘草类制剂时,甘草类制剂明显抑制 11β-羟化类固醇脱氢酶活性,减少糖皮质激素尤其是氢化考的松的灭活,导致大量的糖皮质激素在肾脏内聚集,使肾小管对水钠的重吸收增强,继之引起高血压。此外,甘草次酸及甘草甜素还能使类固醇 5β-还原酶和 3β-羟化类固醇脱氢酶的活性减弱,使肾上腺皮质激素的生物半衰期延长,从而增加血浆皮质激素的累积量。

(2)具有盐皮质激素样的活性:由于甘草次酸的化学结构与皮质激素相似,甘草类制剂不但可以通过影响糖皮质激素代谢,增加血液中糖皮质激素浓度而发挥盐皮质激素样作用外,它们本身也可以与盐皮质激素受体结合,从而直接发挥其盐皮质激素样的活性,使钠的重吸收增加,导致水钠潴留。

(3)影响前列腺素的生物合成与释放:甘草次酸及其衍生物可阻止前列腺素的生物合成。同时抑制组织胺的合成及释放,导致这些舒张血管的物质减少,使机体维持正常的血管收缩与舒张的活性物质失衡,外周血管阻力升高,引起血压上升。

2.诊断 详细询问患者有无长期或大

量服用甘草史。主要临床表现为浮肿（双下肢为重）、四肢乏力（严重者出现阵发性肌无力）、高血压、低血钾、低醛固酮。

3.治疗原则　发现甘草导致的血压升高时，应根据病情停用或减量使用此类药物。停药后大多数患者血压可逐渐恢复正常。如果停药后血压不能恢复正常或血压升高明显者，可口服螺丙酯 40 ~ 60 mg/d。低钾时，应给予适当补钾治疗。

三、口服避孕药与高血压

口服避孕药由孕激素和雌激素组成，导致高血压的机制主要是由于人工雌孕激素的作用、RAS 系统激活、血流动力学改变、交感神经系统活性增强等。如出现避孕药导致的血压升高，可换用其他避孕方式。

四、非类固醇类抗炎镇痛药

非类固醇类解热镇痛药包括水杨酸类布洛芬，乙酰苯胺类（如非那西丁、扑热息痛）、吡唑酮类（如匹拉米酮、安乃近、保泰松）、邻氨苯甲酸类（如氟灭酸）和吲哚类（如消炎痛）。这类药物主要用于解热、镇痛及抗风湿，长期应用可引起高血压，其中以吡唑酮类和吲哚类最为多见。主要通过水钠潴留、减少循环中前列腺素 E 和 I 的含量及肾脏损伤作用影响血压。

五、其他

其他激素类药物,如雄激素,垂体后叶激素,盐皮质激素类,甲状腺素钠;影响交感神经兴奋的药物:麻醉药,抗震颤麻痹类药物,减肥药(西布曲明),肾上腺素 β_2 受体激动剂,茶碱类;还有单胺氧化酶抑制剂类、促红细胞生成素、环孢素和免疫抑制剂、麻黄素、圣约翰草等均会影响血压,我们在临床工作中应该注意。

(赫连曼　孙小淋)

第七节　精神心理因素相关高血压

精神心理为影响高血压发病的重要危险因素之一。由焦虑、抑郁、睡眠障碍等心理因素导致的高血压称为精神心理因素相关高血压。精神心理因素相关高血压患者常表现为血压难以控制且波动较大,时常伴随一系列躯体化症状,临床表现酷似嗜铬细胞瘤。对可疑患者可应用精神心理评估相关量表等简便、快速的测量工具,进行筛查及严重程度评估。

一、诊断

结合病史、血压测量、精神压力评估

等,综合诊断精神心理因素相关高血压。

1. 病史采集

(1)病史:问诊时应注重询问患者的情绪、感觉变化。注意询问患者高血压发作特点,是否合并高血压家族史、家族焦虑抑郁或其他精神类疾病病史,近期是否遇到重大生活事件打击等。

(2)临床症状:精神心理因素相关高血压患者,一般常见症状有头晕、头痛、恶心、出汗、颈项僵硬、疲劳乏力、心悸,同时可能伴随失眠、兴趣降低、注意力下降、紧张、担心害怕、脾气急躁,严重者可能伴随声音敏感、空间敏感、温度敏感等表现。

(3)体征:单纯精神心理因素相关高血压一般无明显体征。应重点检查周围血管搏动、血管杂音、心脏杂音、下肢水肿等情况,排除原发性高血压及其他继发性高血压。

(4)实验室检查:完成血常规、尿常规、生化、凝血、心电图、超声心动图、颈动脉彩超、24 h 动态血压等基本检查。必要时进行肾素、醛固酮、儿茶酚胺及其代谢产物、甲功三项、肾脏超声、肾上腺 CT 或磁共振成像(MRI)、肾动脉磁共振或 CT 等检查。

2. 精神心理相关量表评估　患者健康问卷 9 项(PHQ - 9)、广泛焦虑问卷 7 项(GAD - 7)、汉密顿焦虑量表、汉密顿抑郁量表等。PHQ-9、GAD-7 测评 ≥ 14 分者建议到精神专科进一步诊断与治疗。

二、治疗

1. 非药物治疗　生活方式干预:限盐、戒烟、戒酒、控制体重、均衡营养、充足睡眠、有氧运动(慢跑、游泳)、保持心理平衡(必要时可采取心理治疗,如情绪释放、减压疗法、音乐疗法、正念、生物反馈、认知行为治疗等)。

2. 药物治疗

(1)降压药:注意中枢性降压药物如可乐定、利血平、甲基多巴及其复方制剂可能引起抑郁等精神心理问题,对于心理因素相关高血压患者应慎用。

(2)抗焦虑抑郁药:临床常用一线抗焦虑抑郁药为 5-羟色胺再摄取抑制剂(SSRIs),主要包括氟西汀、帕罗西汀、舍曲林、氟伏沙明、西酞普兰、艾司西酞普兰。此外尚有 5-羟色胺和去甲肾上腺素再摄取抑制剂(SNRIs)文拉法辛和度洛西汀;5-HT1A 受体激动剂,如坦度螺酮等。SSRIs 类药物疗效确切,较安全,心血管不良反应较少,但使用时仍应注意小剂量起始,逐渐加量,缓慢减量。SNRIs 类药物可能会引起血压升高,其中度洛西汀对血压影响相对较小;文拉法辛及度洛西汀停药时均可能出现头晕、恶心、失眠、易激惹等"停药综合征",故临床应用时应逐渐停药,并识别"停药综合征",及时进行处理。

(3)镇静安眠药:苯二氮䓬类:如地西泮、艾司唑仑、氯硝西泮、劳拉西泮、阿普唑仑等,用于焦虑症和失眠的治疗。该类药物特点是抗焦虑作用起效快,但注意有呼吸系统疾病者要慎用,易引起呼吸抑制,导致呼吸困难。长期使用会产生药物依赖,突然停药可引起戒断反应。建议连续应用不超过4周,逐渐减量停药。唑吡坦和佐匹克隆、右佐匹克隆是在苯二氮䓬类基础上开发的新型助眠药物,没有肌松作用和成瘾性。特点是对入睡困难效果好,晨起没有宿醉反应。但相应缺乏改善中段失眠的作用,也不能改善早醒,没有抗焦虑作用。

3.中医诊疗 中医诊疗包括中药治疗、针灸治疗和中成药治疗等。

(杨秀慧 谢桥涛 孙小淋)

第八节 筛查方法及质控管理

一、筛查方法及注意事项

继发性高血压是由某些疾病在发生发展过程中产生的症状之一,当原发病治愈后血压也会随之下降或恢复正常。常见病因为肾实质性、内分泌性、肾血管性高血压和睡眠呼吸暂停综合征，由于精神心理问题而引发的高血压也时常可以见到。继发性高血压除了高血压本身造成的危害以外，与之伴随的电解质紊乱、内分泌失衡、低氧血症等还可导致独立于血压之外的心血管损害，其危害程度较原发性高血压更大，早期识别、早期治疗尤为重要。

建议对以下患者建议进行继发性高血压筛查：①血压中、重度升高的年轻高血压患者；②舒张压高于 100 mmHg 的老年高血压患者（年龄≥65 岁）；③症状、体征或实验室检查有怀疑线索，例如，肢体脉搏搏动不对称性减弱或缺失，腹部听到粗糙的血管杂音，既往患有肾脏疾病史等；④不明原因的高血压伴低血钾；⑤发生与高血压程度不相称的靶器官损害；⑥降压药物联合治疗效果差，或者治疗过程中血压曾经控制良好但近期内又明显升高；⑦急进性或恶性高血压患者。

二、筛查中的质控管理

（一）原发性醛固酮增多症检测注意事项

对患者进行原发性醛固酮增多症筛查前应做以下准备：①尽量将血钾纠正至正常范围。②维持正常钠盐摄入。③停用对ARR 影响较大药物至少 4 周，包括醛固酮受体拮抗剂（螺内酯、依普利酮）、保钾利尿剂

（阿米洛利、氨苯喋啶）、排钾利尿剂（氢氯噻嗪、呋塞米）及甘草提炼物。④需注意血管紧张素转换酶抑制剂（ACEI）、血管紧张素Ⅱ受体拮抗剂（ARB）、钙通道阻滞剂（CCB）等类药物可升高肾素活性，降低醛固酮，导致ARR假阴性，因此，需停用上述药至少2周再次进行检测。但如服药时肾素活性<1 ng/（mL·h）或低于正常检测下限同时合并ARR升高，考虑原醛症可能性大，可维持原有药物治疗。⑤如血压控制不佳，建议使用α受体阻滞剂及非二氢吡啶类CCB。⑥如患者因冠心病或心律失常等原因长期服用β受体阻滞剂，建议临床医师根据患者情况决定是否停药。⑦口服避孕药及人工激素替代治疗可能会降低直接肾素浓度（DRC），一般无需停服避孕药物，除非有更好更安全的避孕措施。

清晨起床后保持非卧位状态（可以坐位、站立或者行走）至少2 h，静坐5～15 min后采血。采血需小心，尽量避免溶血。待测血浆肾素活性（PRA）的标本在送检过程中需保持冰浴；而待测直接肾素浓度（DRC）的标本在送检过程需保持室温（不要将采血管置于冰上，这样会使无活性肾素转换为活性肾素），离心后即刻将血浆冷冻保存。

（二）血浆皮质醇及促肾上腺皮质激素检测

库欣综合征患者血清皮质醇昼夜节律发生改变，但检测血清皮质醇昼夜节律需要患者住院 48 h 或更长时间，需避免因住院应激而引起假阳性反应。检查时需测定 8:00、16:00 和午夜 0:00 的血清皮质醇水平，但午夜行静脉抽血时必须在唤醒患者后 1 ~ 3 min 内完成并避免多次穿刺的刺激，或通过静脉内预置保留导管采血，以尽量保持患者于安静睡眠状态。

关于促肾上腺皮质激素（ACTH）的检测，为避免 ACTH 被血浆蛋白酶迅速降解，需用预冷的 EDTA 试管收集血浆标本，取血后置于冰水中立即送至实验室低温离心，应用免疫放射分析法测定 ACTH 浓度。

（三）MN、NMN 检测

因患者体位及应激状态均可影响儿茶酚胺 CA 及 MNs 水平，从仰卧位到直立位的血浆 CA 及 MNs 可升高 2 ~ 3 倍，坐位 NMN 水平的参考值上限是仰卧位的 2 倍，故建议患者检测前应仰卧位或坐位至少休息 30 min 后再采血。判断结果时采用相同体位的参考值。24 h 尿 MN：患者应准确留取 24 h 尿量并保持尿液酸化再检测 MN 水平，尿液酸化至 pH 值 4.0 可防止 CA 降解，但 pH 值低于 2.0 则可增加游离 CA 水平。

（四）嗜铬细胞瘤及副神经节瘤检查注意事项

影响 MNs 测定的因素：应激状态、剧烈运动、吸烟、饮用咖啡因、酒精类、含酪胺/CA 类食物等对 CA 及 MNs 测定可导致假阳性结果，一些严重疾病患者在重症监护时也可出现假阳性结果，故检测前至少 8 h 内应避免上述情况。

三环类抗抑郁药、钙通道阻滞剂、拟交感神经药、单胺氧化酶抑制剂等可升高 CA 及 MNs 水平，如患者服这些药物则检测前应停用。另外一些药物对 CA 测定结果有干扰的药物：如利尿剂、α 及 β 受体阻滞剂、扩血管药、钙通道阻滞剂等，外源性拟交感药物及甲基多巴、左旋多巴可导致假阳性结果，故检测前应停用。

此外，因 CA 化学性质不稳定，为保证检测准确性，样本的采集及保存应如下：采血管用乙二胺四乙酸（EDTA）或肝素抗凝，血样置于冰水中送到实验室。采血后在 30 min 内于 4 ℃ 离心，离心前加入抗氧化剂，然后将血浆放在 −20 ℃ 或 −80 ℃ 保存待测。尿液采集中加入 $Na_2EDTA/Na_2S_2O_5$，收到尿样用盐酸酸化至 pH 4.0，在 4 ℃ 或 18 ℃ 可保存 10 周。MNs 比 CA 稳定，在室温下储存 7 d，尿液中游离 NMN、MN 的浓度均保持稳定，且不受 pH 值和防腐剂的影响。

附

附1 高血压科实验室检查结果分析及解读

一、高血压四项结果分析及解读

高血压四项包括血浆醛固酮、血管紧张素Ⅱ、血浆肾素活性或直接肾素浓度、血浆醛固酮与肾素浓度比值（ARR）。其中ARR是目前最为公认的原发性醛固酮增多症初步筛查方法，已广泛应用于临床，特别是门诊开展随机ARR测定，可以很大程度上提高该病检出率，使部分患者得到早期诊断和治疗。

ARR测定包括醛固酮与血浆肾素活性的比值及醛固酮与肾素浓度的比值，目前采用放射免疫法测定血浆肾素活性PRA，通过单位时间、单位体积内血管紧张素原转变为血管紧张素Ⅰ的数量，间接反映血浆中的活性肾素水平。近年来许多医院采用化学发光法测定直接肾素浓度DRC，该方法不受血管紧张素原浓度的影响，样品处理简单，检测快速，稳定性和重复性好，易于标准化。由于PRA、DRC及醛固酮检测单位各不相同，因此在统计数据时，必须在不同单位间进行换算。由于缺乏统一的诊断流程和检测方法,ARR 的切点值变化范围非常大,值得注意的是年龄、性别、饮食、体位、血钾及肌酐等都是影响 ARR 的重要因素,因此对 ARR 切点应考虑分层推荐,建议实验室可根据情况制定相关特异度切点,在没有条件获得上述切点时,可采用常用切点即指南或共识推荐的切点。根据国外 2016 年《原发性醛固酮增多症的临床诊疗指南》,当检测的肾素活性和醛固酮浓度单位分别是"ng/(mL·h)"和"ng/dL"时,最常用的 ARR 切点为 30;当检测的肾素浓度和醛固酮浓度单位分别是"mU/L"和"ng/dL"时,最常用的 ARR 切点为 3.7。经不同单位醛固酮、PRA、DRC 计算而得的 ARR 常用剪切点,详见附表 1–1。

附表 1–1 经不同单位醛固酮、PRA、DRC 计算而得的 ARR 常用剪切点

醛固酮	PRA		DRC	
	ng/(mL·h)	pmol/(L·min)	mU/L	mU/L
ng/dL	20	1.6	2.4	3.8
	30	2.5	3.7	5.7
	40	3.1	4.9	7.7
pmol/L	750	60	91	144
	1 000	80	122	192

二、皮质醇节律结果分析及解读

皮质醇增多症患者血清皮质醇昼夜节律发生改变,且不能被小剂量地塞米松抑制。血浆皮质醇昼夜节律:正常成人早晨 8 时均值为 276±66 mol/L(范围 165~441 nmol/L);下午 4 时均值为 129.6±52.4 nmol/L(范围 55~248 nmol/L);夜 12 时均值为 96.5±33.1 nmol/L(范围 55~138 nmol/L)。皮质醇增多症病人血皮质醇浓度早晨高于正常,晚上不明显低于清晨(表示正常的昼夜节律消失)。

尿游离皮质醇多在 304 nmol/24 h 以上〔正常成人尿游离皮质醇排泄量为 130~304 nmol/24 h,均值为(207±44) nmol/24 h)〕,因其能反映血中游离皮质醇水平,且少受其他因素干扰,诊断价值高。

三、ACTH 节律结果分析及解读

测定 ACTH 可用于皮质醇增多症患者的病因诊断,即鉴别 ACTH 依赖性和 ACTH 非依赖性皮质醇增多症。如 8:00—9:00 的 ACTH<10 pg/mL,则提示为 ACTH 非依赖性皮质醇增多症。但某些肾上腺性皮质醇增多症患者的皮质醇水平升高不明显,不能抑制 ACTH 至上述水平;如 ACTH>20 pg/mL,则提示为 ACTH 依赖性皮质醇增多症。如

ACTH 浓度为 10 ~ 20 pg/mL 时,建议进行促肾上腺皮质激素释放激素(CRH)兴奋试验测定 ACTH。显性异位 ACTH 综合征患者的 ACTH 水平高于皮质醇增多症,但皮质醇增多症和隐性异位 ACTH 综合征患者之间的 ACTH 水平存在重叠,则难以区分这两种疾病。

四、MN 和 NMN 结果分析及解读

诊断嗜铬细胞瘤和副神经节瘤(PPGL)的实验室检查首选血浆游离或尿液甲氧基肾上腺素(MN)、甲氧基去甲肾上腺素(NMN)浓度测定。国外报道正常参考值上限:血浆游离 NMN 浓度 0.6 ~ 0.9 nmol/L、MN 浓度 0.3 ~ 0.6 nmol/L,其诊断 PPGL 灵敏度为 89.5% ~ 100%,特异度为 79.4% ~ 97.6%。尿 NMN 3.0 ~ 3.8 μmol/L,尿 MN 1.2 ~ 1.9 μmol/L,其灵敏度为 85.7% ~ 97.1%,特异度为 68.6% ~ 95.1%。上海瑞金医院报道,当血浆游离 NMN 浓度为 0.8 nomL/L 时,诊断 PPGL 的灵敏度和特异度分别为 95% 和 90%,血浆游离 MN 浓度在 0.4 nomL/L 时诊断的灵敏度和特异度分别为 51% 和 90%。

附2 高血压科功能检查结果分析

一、多导睡眠监测(PSG)检查结果分析

PSG 分整夜 PSG 及夜间分段 PSG。其中整夜 PAG：是诊断 OSA 的标准手段，一般需要整夜>7 h 的睡眠监测。夜间分段 PSG 监测：在同一天晚上的前 2~4 h 进行 PSG，之后进行 2~4 h 的 CPAP 压力调定。整夜 PSG 是确诊 OSA 及其严重程度分级的金标准。判读 PSG 结果时需充分考虑患者的个体差异，结合年龄、睡眠习惯及基础疾病等情况进行个体化诊断和分析。若患者病情较重和(或)未能进行整夜 PSG，则可通过夜间分段监测的 PSG 结果诊断 OSA。夜间分段监测诊断要求 PSG 睡眠时间 ≥ 2 h，且呼吸暂停低通气指数(AHI)≥40 次/h；如果 PSG 睡眠时间<2 h，但呼吸事件次数达到 2 h 睡眠的要求(80 次)，也可诊断 OSA。通过 PSG 监测确诊 OSA 及其严重程度分级的标准，见附表2-1。

附表2-1 通过 PSG 监测确诊 OSA 及其严重程度
          分级的标准

程度	呼吸暂停低通气指数 /（次/h）	最低血氧饱和度 /%
轻度	5 ~ 15	85 ~ 90
中度	>15 ~ 30	80 ~ <85
重度	>30	<80

二、踝肱指数(ankle brachial index,ABI) 检查结果分析

ABI 为踝部收缩压与上臂肱动脉收缩压的比值,早年通过超声多普勒血流探测仪获得踝部血压,然后分别计算胫后动脉和足背动脉的 ABI,其对仪器和人员的要求均较高,而示波法血压测量设备可以简便地测定踝部血压,临床上易于推广。正常情况下,踝部收缩压高于上臂收缩压,因此 ABI>1。然而,目前通用的 ABI 的正常值范围为1.00 ~ 1.39,故其下限的临界值为 0.91 ~ 0.99(心血管风险增加,需进一步检查)。双侧 ABI≥1.4 提示主动脉和大血管壁钙化和硬化。《成人四肢血压测量中国专家共识》基于国内外的研究结果,对评价标准正常参考值提出了建议(见附表2-2)。

附表2-2　成人四肢血压测量的相关指标及其临床意义

指标	正常参考值及临床意义
上臂血压	正常参考值为 90 ~ 139/60 ~ 89 mmHg
踝部血压	正常参考值,青年人 100 ~ 165/60 ~ 89 mmHg,中老年人 110 ~ 170/60 ~ 89 mmHg
臂间血压差异(IAD)	收缩压 IAD>10 mmHg,提示心血管事件和外周血管病风险增加;收缩压 IAD > 20 mmHg,舒张压 1AD > 10 mmHg,提示上臂相关动脉非对称性狭窄(狭窄侧血压降低)
踝间收缩压差异(IAND)	收缩压 IAND>15 mmHg,提示下肢动脉非对称性狭窄(狭窄侧血压降低)
踝臂指数(ABI)	正常参考值1.0 ~ 1.4
	0.9 ~ 1.0 提示心血管风险增加
	双侧 ABI<0.9 提示主动脉狭窄
	单侧 ABI<0.9 提示下肢动脉非对称性狭窄
	双侧 AB≥1.4 提示主动脉和大血管壁钙化、硬化
踝-臂间收缩压差异	正常情况下踝部收缩压比上臂收缩压高 17 ~ 20 mmHg 以上

注:双臂血压测量多采用坐位,四肢血压测量采用卧位,可使用动脉硬化检测仪进行检测,基层医疗卫生机构也可使用 2 台或 4 台同型号、经认证的电子血压计同步测量 2 次,间隔 1 ~ 2 min;需注意,应严格依照血压测量的要

求进行准备和操作;高血压患者血压控制后应重复四肢血压测量,以排除血压水平对四肢血压差异的影响;经动脉途径的心导管手术可导致一定程度的臂间血压差异,某些因素可能导致相关指标的假阴性现象,应合理解读结果。

三、脉搏波传导速度(PWV)检查结果 分析

PWV 即脉搏波传导速度,是指脉搏波由动脉的一个特定位置沿管壁传播至另一特定位置的速率,大动脉脉搏波速度能够很好地反映大动脉僵硬度,它是评价大动脉僵硬度的经典指标。年龄和血压水平是影响 PWV 的关键因素,性别、心率等生理因素及吸烟、糖尿病、动脉粥样硬化等病理因素也可影响 PWV。颈股动脉 PWV 反映弹性动脉(即主动脉)僵硬度,其值随年龄线性增加;颈肱或桡动脉 PWV 反映肌性动脉僵硬度,其值受年龄影响小,而受血管内皮功能和血管活性药物影响大。如果降压治疗或用舒张血管的药物难以逆转升高的 PWV,则提示动脉壁已发生结构性硬化而不是功能性改变。baPWV 的测量已实现了计算机自动分析,仪器厂家根据人群研究结果在检测报告上给出了基于年龄的 baPWV 正常范围,数值在正常范围上方提示动脉僵硬度过高,在下方提示动脉僵硬度低,供临床参考。

四、动态血压监测(ABPM)检查结果分析

ABPM 即动态血压监测,可以评估一个人日常生活状态下的血压,排除白大衣效应;可以测量全天的血压水平,包括清晨、睡眠过程中的血压,发现隐蔽性高血压;相较于诊室血压,动态血压能够更准确地预测心脑血管事件和死亡。

结果分析解读方面,首先动态血压监测诊断阈值主要基于流行病学研究证据,目前诊断高血压的动态血压监测标准是 24 h 平均收缩压/舒张压≥130/80 mmHg,或者白天血压≥135/85 mmHg,或者夜间血压≥120/70 mmHg。

不论是否接受降压药物治疗,如果清晨血压≥135/85 mmHg,则可以诊断为"清晨高血压"。清晨血压过度升高可能是清晨时段心脑血管事件发生率显著升高的主要原因。控制清晨高血压可以采用的降压治疗策略,包括长效药物、足剂量药物、联合治疗等。

与白天血压相比,夜间血压与全因死亡和心脑血管疾病死亡风险关系更密切,夜间血压能独立于白天血压预测死亡风险。控制夜间高血压,首先需要筛查并排除继发性原因,并进行对因处理。排除继发性因素后,建议使用长效药物单独或联合治疗控制白天合并夜间高血压,或者使用能有效降低

夜间血压的新型降压药物,或者睡前加服中短效降压药物进一步控制夜间高血压。

通过与诊室血压对比,利用 24 h 动态血压监测结果可以确立以下诊断,如尚未接受降压药物治疗的"白大衣高血压"(诊室血压≥140/90 mmHg,而 24 h、白天、夜间血压均正常)、"隐蔽性高血压"(诊室血压<140/90 mmHg,而 24 h、白天、夜间血压升高),正在接受降压药物治疗的"白大衣未控制高血压"及"隐蔽性未控制高血压"(血压判别标准同未治疗者)。对于白大衣高血压患者,应加强随访,推荐每年进行一次动态血压监测。国内外研究结果一致表明:隐蔽性高血压患者的靶器官损害和心脑血管疾病发生风险与持续性高血压患者相仿,均显著高于正常血压者。大量研究证实隐蔽性高血压和隐蔽性未控制高血压患者均具有较高的心脑血管疾病发生风险,推荐对此类患者进行积极的生活方式干预,并及时启动或强化降压药物治疗。

血压在生理状态下呈现较为明显的昼夜节律,即睡眠时段血压较白天清醒时段明显下降,在清晨时段从睡眠至清醒,血压呈明显上升趋势。生理情况下,夜间的收缩压和舒张压较白天血压下降 10% ～20%。临床上常根据夜间血压下降比值[(白天血压-夜间血压)/白天血压×100%]定义勺型

（>10%～20%）、非勺型（0～10%）、反勺型（<0）及超勺型（>20%）血压节律，见附图2-1。

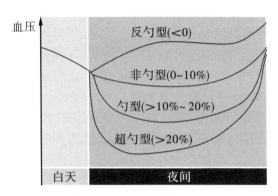

附图2-1　动态血压昼夜节律

　　昼夜节律消失原因：老年、盐摄入增加、慢性肾脏病、阻塞型睡眠呼吸暂停低通气综合征、糖尿病、失眠、焦虑、夜间多尿等其他因素。

　　非勺型和反勺型血压节律与靶器官损害和心脑血管疾病死亡风险增加有关。根据患者的血压昼夜节律，可优化高血压降压治疗。对于非勺型和反勺型血压节律的患者，宜加强夜间血压控制，而对于超勺型血压节律的高血压患者，应注意避免夜间血压过度下降可能带来的缺血性心脑血管事件发生风险增加。

五、中心动脉压检查结果分析

中心动脉压是指升主动脉根部血管所承受的侧压力,也分为收缩压和舒张压及脉压。中心脉压>50 mmHg 的患者在未来 5 年内发生心血管事件的风险增加了 20%。研究还表明,在使用传统的 24 h ABPM 基础上,增加使用中心动血压可以有效地管理高血压,减少不必要的药物治疗,尤其是年轻患者。在未来,中心动脉压有希望成为高血压患者诊断、治疗及预后判断的新靶点。

附3 高血压科常用量表评测及应用

一、GAD 7 项评估表评测及应用

GAD 7 项评估表为临床上常用于筛查焦虑的自评量表,其评分范围:0～4 分没有焦虑;5～9 分可能有轻微焦虑;10～13 分可能有中度焦虑;14～18 分可能有中重度焦虑;19～21 分可能有重度焦虑,详见附表3-1。

附表3-1 GAD 7 项评估表

测评内容	从没有	有几天	一半以上时间	几乎每天
感到不安、担心及烦躁	0	1	2	3
不能停止或无法控制担心	0	1	2	3
对各种各样的事情担忧过多	0	1	2	3
很紧张,很难放松下来	0	1	2	3
非常焦躁,以至无法静坐	0	1	2	3
变得容易烦恼或易被激怒	0	1	2	3
感到好像有什么可怕的事会发生	0	1	2	3

二、PHQ 9 项评估表评测及应用

PHQ 9 项评估表为临床上常用于筛查

抑郁的自评量表,其评分范围:0~4分没有抑郁;5~9分可能有轻微抑郁;10~14分可能有中度抑郁;15~19分可能有中重度抑郁;20~27分可能有重度抑郁,详见附表3-2。

附表3-2　PHQ 9项评估表

测评内容	从没有	有几天	一半以上时间	几乎每天
做事时提不起劲或没有兴趣	0	1	2	3
感到心情低落,沮丧或绝望	0	1	2	3
入睡困难,睡不安稳或睡眠过多	0	1	2	3
感觉疲倦或没有活力	0	1	2	3
食欲减退或吃太多	0	1	2	3
觉得自己很糟或觉得自己很失败,或让自己或家人失望	0	1	2	3
对事物专注有困难,如阅读报纸或看电视时	0	1	2	3
动作或说话速度缓慢到别人已经察觉;或正好相反,烦躁或坐立不安、动来动去的情况更胜于平常	0	1	2	3
有不如死掉或用某种方式伤害自己的念头	0	1	2	3

（袁帅芳　吴　莉）

诊治范围

√ 初发高血压查因。

√ 难治性高血压(血压不易控制)、高血压急症及各种疑难高血压。

√ 各种原因引起的高血压:肾动脉狭窄,肾上腺、甲状腺、垂体疾病等;内分泌相关高血压、肾脏疾病相关性高血压、肿瘤相关性高血压、心理因素性高血压、其他血管疾病相关高血压(主动脉缩窄)等。

√ 发作性高血压(血压忽高忽低、出汗等)。

√ 特殊人群高血压:青少年高血压、老年高血压、妊娠高血压等生殖相关高血压的诊治。

√ 原发性高血压及高血压合并症的规范化治疗,如眼底出血(视力下降、视物模糊等)、高血压脑病(头晕、头痛、恶心等)、高血压肾脏疾病(蛋白尿、血尿等)、高血压心脏疾病(心慌、胸痛、胸闷等)等。

√ 低血压或高血压伴低血压。

罕见继发性高血压:肾素分泌瘤、异位嗜铬细胞瘤、先天性肾上腺单基因缺陷性疾病所致高血压、Liddle 综合征、Gorden 综合症、其他内分泌疾病性高血压。